健康素食作为"药方"，能帮医疗拯救更多人吗？

我医我素

健康素食小百科

卢丽爱 著

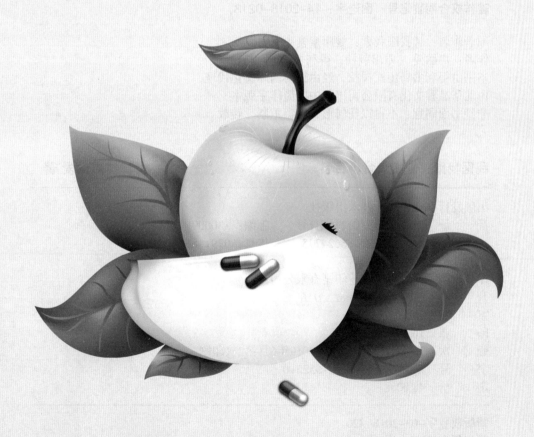

江西科学技术出版社

图书在版编目（CIP）数据

我医我素：健康素食小百科 / 卢丽爱著. -- 南昌：
江西科学技术出版社, 2018.12（2019.6重印）
ISBN 978-7-5390-6525-0

Ⅰ.①我… Ⅱ.①卢… Ⅲ.①素菜—食物养生 Ⅳ.
①R247.1

中国版本图书馆CIP数据核字(2018)第209517号

国际互联网（Internet）地址：
http://www.jxkjcbs.com
选题序号：ZK2018412
图书代码：B18166-102

著作权合同登记号　图进字：14-2018-0213

原著作名：《我医我素：健康素食小百科》
作者：卢丽爱　原出版社：得利书局
本书由得利书局正式授权，经由凯琳国际文化代理，
由北京品雅文化有限公司出版中文简体字版本。
非经书面同意，不得以任何形式任意重制、转载。

我医我素：健康素食小百科　　　　　　　　　　卢丽爱 著

出版发行　江西科学技术出版社
社　　址　南昌市蓼洲街2号附1号　　邮编：330009
　　　　　电话：0791-86624275　　传真：0791-86610326
经　　销　各地新华书店
印　　刷　北京彩虹伟业印刷有限公司
开　　本　710mm×960mm　1/16
字　　数　246千字
印　　张　16
版　　次　2018年12月第1版　2019年6月第2次印刷
书　　号　ISBN 978-7-5390-6525-0
定　　价　48.00元

赣版权登字-03-2018-320

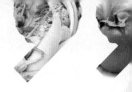

目录

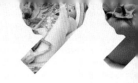

推荐序

等了好几十年，才有这样一本情理兼备、有深度有科学又充满慈悲大爱的作品，肯定令无数人终于折服。绿化饮食习惯，间接减少了人间的血腥苦难悲情。感恩香港杏林出了这样一位大师风范的素食代言人，众生蒙福。

周兆祥博士

资深绿色文明推广者，现任身心灵平台及香港食生会主席

卢医生是我极尊敬的人——作为资深专业西医，跳出传统框框，挑战根深蒂固的霸权体制，身体力行推动身心灵整全健康，茹素二十年，倡议健康素食方程式（全素＋整全食物＋尽量食生），全盘反思传统饮食的理所当然，实在非常难得。这份甘冒众龇、用良知说真话的勇气，令这本专业优秀著作，充满今天香港最需要的真善美！

周华山

自在社慈善团体创办人

曾在直播节目中说："听卢医生谈素食，真有点压力。"皆因提倡素食的人不少，但能像卢医生一般，那么科学、那般有条不紊，以医学剖析素食的人，却寥寥可数。她谈麦麸，说食生，节目上传到网上便跻身点击榜，屡试不爽。读她的书，定会爱上那被说服的点点压力，让你走上健康素食之道。

沈达元

电台健康节目监制兼主持

很多人以为，医生选择茹素，必定是出于健康理由。但卢医生吃素，是出于不吃动物，也即是出于爱。她推动素食，是为了减少动物被伤害。她通过自己的专业，用自己的身体，将素食演绎成无懈可击、泼水不入的完美生活态度，让大家心甘情愿快快乐乐地吃素，动物因而得到善待。所以，这不只是一本素食天书，更是一段带着使命，充满爱与善的毅行者素食历程的记录。

麦志豪

非牟利兽医服务协会 (NPV) 主席

认识卢丽爱医生多年，本书是她多年来分析医学文献报告，加上亲身体验实证，从第一手资料所得的结论，这种坚毅与热诚令人感动！本书是众多素食著作之中，最全面的"百科全书"。书中回答了所有关于素食与健康的核心问题，是关心饮食健康者的必读书。本书更代表着医学革命，唤醒我们认识到疾病跟饮食有关。只要遵循书中提出的"方程式"，百病自可不药而愈！

李宇铭博士

香港素食会主席、绿色生活教育基金 Club O 主席

香港素食文化一直都以宗教为主导，吃素方面，除了庙宇外也有斋菜馆，信徒茹素越来越多，斋菜馆也越开越多。早期斋菜馆菜式以佛教饮食为主，一般是纯素的，因佛教徒认为卵子是四生（胎生、卵生、湿生、化生）之一而不吃鸡蛋。早期香港，中国人一向不习惯喝牛奶，到二十世纪七八十年代才流行很多奶类制品。有很多宗教如天道的信徒，认为蛋、牛油、奶酪、奶油也是素食，然后又出现很多仿肉类加工食品，这些丰富味美的食材，将素食带到另外一种境界，令素食者感觉良好而营养充足。

纯素食的概念从 2000 年开始引入香港，西方完善的营养学加上医学界的先驱，将这种文明在全世界播下种子，泛起不同的回响。近年在我们这个急速发展的社会，以前罕有的绝症纷纷变成了流行慢性病，患者不单只有肉食者，素食者也有。今天，很多科学研究都指出植物性饮食（即无蛋奶和非精制食品）可以预防甚至将各类慢性病逆转而使身体得以痊愈。很多不药而

愈的例子大家有目共睹。十多年前在地球推广这些植物性饮食感觉如在推广外星人饮食，大众不容易接受。但这一切都已成过去了。遇到卢医生，也是我与素食者们的福气。凭着多年的临床经验，以及自己身体力行的精神，她不辞劳苦为大家讲了一场又一场的讲座，动力来自悲天悯人的爱心惠及动物，不忍见到它们受屠宰之苦。其实大家怎会忍心见到动物被屠宰，只是没有医生给我们认证原来植物性饮食有无穷的好处和营养。相信大家看完这本书的信息，都会说：若早知，早就已经开始吃纯素了。

伍月霖

香港蔬食协会主席，香港无肉日发起人，亚太素食联盟香港代表

修订版致谢序（代简体版序）

自《我医我素》初版于 2017 年 10 月中旬出版后，书本随即打入畅销书榜，这绝对是我始料不及的。同时，我还收到不少阅后好评。好评有来自在不同医院工作的医生护士同业，港澳台东南亚读者，本地各素食、环保、爱护动物、病人组织，宗教团体；甚至有与我素未谋面的媒体书评人、记者，分别于他们的专栏刊登阅后好评，推荐此书。

你们评说我书中"图表清晰，颜色悦目，内容直接，让复杂的医学变得简单易明，有数据明证，分析中肯，一目了然"。不少朋友看完书就欣然开始了健康蔬食；也有朋友已认定了把这本书作为礼物，寓意把宝贵无价的健康赠送身边关心的人。噢……这些重量级的支持和肯定，真的让我流下了安慰及感恩的眼泪！泪光是来自距离人人真正健康的同时亦使动物快乐、地球和谐的美景又近了一些。

假如，这本书能对这个世界做出少许的贡献或改变，我要衷心多谢的，不只是各位亲爱的读者，还有所有在幕后默默制作本书的专业团队（老总、编辑、排版、着色、设计、出版、销售、物流的每个同事）。我还想特别在此多谢你们当初接纳我这个无名素食医生手中的一份颇为"严肃沉闷"兼错字连篇的书稿，冒险出版了一本可能没甚市场的书。

另外，同样很重要的，就是在医院与我一同共事多年的好同事、好上司，医院行政总监，以及其所带领的出色优秀的行政团队。一直以来，你们对我的包容和在背后默默无言的支持，都是我无以为报的！

我谨在此向以上每一位天使致以万千的感激。说实话，我实在是不懂得如何向你们报以足够的答谢。

本修订版（是本书出版以来的第八次印刷），是内地首次引进，为字体放大的版本。也趁这个机会修改了一些错字，调整了一些编排，对书中图表的着色更色彩化，目的是希望将书中一些本来严肃的医学资料，可以更容易、更生活化地呈现给读者们。我诚心希望会有更多的朋友能够学懂及享用蔬食为我们带来的最大好处。

自序

我二十年前开始素食。当年经历过在农场与
动物相处，目睹它们被送进屠场及在屠场里被"处
理"的过程。看见动物们的生之苦、死之痛，怜
悯之心实在非言语或笔墨可形容。它们死前的呐
喊，狠狠地刺入我的心，从此觉得肉食难以咽下，
决心不再食肉，成为了素食者，之后很快便成为
纯素食者并至今。

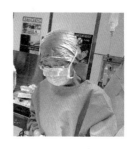

作者：卢丽爱医生

虽然自己是一名医生，但素食之前的我对于食物品质全无讲究，十分随
便、只求饱肚。决心素食后，就是这份对动物们的爱及对生命的尊重，成为
我很大的动力，驱使我去探索如何可以素食得更健康，因为我不能因素食不
当而生病，让别人对素食增加偏见。我亦要证明，人类的健康是绝对不需要
用动物的生命来换取的。

在研究健康素食的过程中，我参考了医学、营养学、生物学、环保学及
自然疗法的资料，有趣地发现，无论用哪种理论去分析食物，大家都不约而
同地认为植物性的食物是最适合人类的。但要注意的是，健康的素食并不只
是拿走盘中的肉就是。素食是一个好的开始，但要素食得健康，则需要同时
进行：吃全素、吃整全食物及尽量食生（Raw，Vegan and Whole food）。这
三项原则可说是一条百搭的健康钥匙。很多常见的功能性疾病或慢性病如胃
气胀、胃痛、便秘、血压高、高胆固醇、糖尿病、痛风症、频感冒、多种过
敏症、多种顽固的免疫系统失调症、乳房胀痛、经痛等妇女病、脂肪肝、胆
结石等等，都源自我们一直吃错了。但这些疾病却可以通过吃全素、吃整全
食物及食生得以改善或预防。若能把正确和健康的饮食态度持之以恒，最终
可帮助降低患各种癌症的风险。

传统上，我们被肉食及饮奶文化洗了脑，以为这些就是健康的必需品，
却懵然不知原来这些公认的"必需品"，再加上现代人难以避免的加工食品，
都在暗地里慢慢地损害我们的健康，为我们带来无数的长期（慢性）疾病及

癌症。动物们为人类惨烈牺牲，换来的却是庞大的医疗支出，值得吗？我在过去二十年里，因饮食习惯上的转变，从来没有想过要为自己得到些什么，到最后我却发现从中得益的其实反而是自己的健康。当你越是了解桌上每块肉、每口奶、每个蛋是怎样来的时候，就越是慨叹人性的迷失。我亦惊叹一直以来的根深蒂固的肉食文化除了这样彻底损害我们的健康外，也对地球宝贵的资源、美丽的生态环境造成了超乎想象的破坏！我觉得人类最终会自食其果。近年出现的很多自然灾难和反常气候，不就是证据吗？

全素食不只是慈悲心，也是医学、科学和环境生态学的共同答案！行医将近二十年，看过无数的病人。在给予西方医学治疗的同时，我还希望可以用"全人"的角度来看待我的病人。疾病的根源就在生活里。医食同源，千真万确！

为了让病人都能有机会接触正确的饮食概念，将来可以更好地为自己的健康把关，又在不影响常规门诊及住院的繁忙工作的情况下，我开始针对不同的疾病撰写健康素食文章，就个别病人所需，派发适合他们阅读的，借此教导他们如何针对自己的病去开始健康素食。后来，我的文章被上传互联网及健康杂志，紧接而来的是无数的公开健康素食讲座、报章和杂志的访问、网上电视台的专题访问，也有一些以健康作主题出书的作者邀请我为他们的作品撰写章节。又很荣幸地被香港电台邀请，在一个以医生信息为基础的节目《精灵一点》中担任嘉宾，为期大约六个月，每星期一次，以西医的身份向公众讲解健康素食的信息及解答听众的来电咨询。就是这一切不期然的巧合，孕育了这本书的雏形。不得不承认，以我这个本来就不善于写作的人，利用业余的时间来编写一本书实在来得不容易。从开始构思到完成，不知不觉中花了将近四个年头的时间才得以让这本书出版。在此，我要多谢各方支持我及提供过意见给我的朋友；更要多谢众多愿意在你生命里稍作停留、花点时间来聆听及学习健康素食的每一位读者。

本书要献给的人

我诚意把这本书献给以下人士：

1. 饱受各种慢性病困扰的病人

特别是那些已寻遍了传统西医疗法但仍不能找出明显病因的病人。在某种程度上，药物治疗是辛苦和冒险的，它所带来的副作用不可轻视；但很可惜，很多时候药物只能治标却不能治本。希望你们除了继续接受现有的医学观察及药物治疗外，能通过本书找到一点有助于逆转病情的资料，减轻或免却对药物的依赖。

2. 癌症康复者

当你接受手术治疗把肿瘤割除或接受电疗化疗成功把肿瘤的残余暂时消灭后，康复的你犹如获得了第二次生命的机会。我衷心希望癌症康复者能抱着一种开放的态度去尝试改变以前不健康的饮食模式。我有信心，本书所提倡的健康素食方程式，将会辅助你重拾身体本来应有的生命力及抵抗力。健康是属于你的，而你自己亦是自己健康的操控人，医生只是配角而已。

3. 所有被人类视为食物而一生受尽折磨的动物们

一切源起于你们。我不忍心看见你们受苦，所以开始素食。你们被屠宰前绝望求生的眼神及哀鸣，到今时今日仍然历历在目，热泪仍在，没法麻木。在将近二十年的素食生涯里，很多人以为我因为你们而"牺牲"了自己的生活乐趣。但有谁会看得透，原来在别人眼中的所谓牺牲其实并不是牺牲，而是你们给了我机会去领悟及学会怎样掌握自己的健康。然而，我其实一直也没有半点牺牲的感觉，这点是千真万确的。你们看，"牺牲"两个字的部首都是从你们动物而来的。这证明，你们才是无辜牺牲的一方！我时常对人说，我是因为动物而全素食，想不到最后却因为全素食而得到宝贵的健康，再因此而无意间成为保护地球的一分子。人类令你们一生受尽痛苦折磨，看见你们要经历的生之苦、死之痛，我心痛极了！我是医生又是全素食者，我希望以我的专业知识以及多年来从你们身上获得的启发所领悟出来的健康素食方程式，能广泛传播进而渗透人心，感染多些人加入全素食这个又慈悲、又健康、又环保的行列。我梦想，通过这样可减少人类对你们不人道的对待。

有很多人爱猫狗爱宠物。想深一层，人是凭什么去分辨哪些动物该杀、哪些动物该被爱呢？猪、牛、羊、鸡、鸭、鹅、鱼、虾、蟹和猫狗不也一样是生命么？宠物死了，我们会伤心流泪。在屠场里每日都上演的一幕幕恐怖杀戮场面，又有多少人会为这些被残杀的家禽动物感到心痛流泪呢？我有。爱猫狗的人未必是素食，但素食的人基本上都是爱猫狗的。希望这本书所写的，能进一步把那与生俱来隐藏在大家内心的大爱，伸延到那些无数无辜的惨被人类界定为食物的动物身上。善待动物，尊重生命，又何必只局限于猫狗呢？

4. 爱护珍惜地球资源的你

一直以来根深蒂固的肉食文化在彻底损害我们健康的同时，也对地球宝贵的资源、美丽的生态环境造成了超乎想象的破坏。人类破坏生态环境，终究会自食其果。近年很多自然灾难、反常气候都是人类开始自食其果的证据。希望这本书所写的，能给你带来一点支持，支持你一直为了珍惜地球资源而做出的种种反主流行动，包括选择全素食。我想对你说，你并不是孤单在路上。

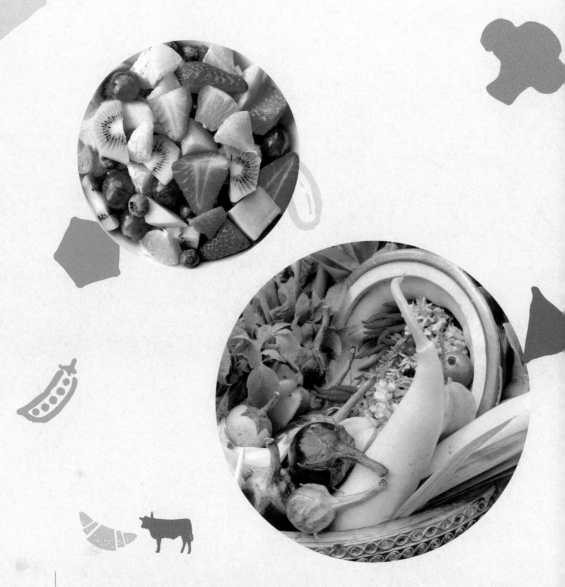

病全是吃出来的！

珍馐百味、肉食佳肴、精制即食、面包牛奶、白饭意粉、瓜菜全熟食：
究竟是理所当然，还是疾病之源？

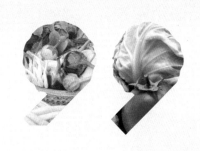

第一章

『吃得好』的医学分析

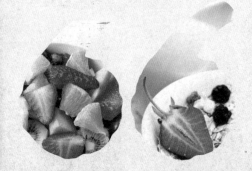

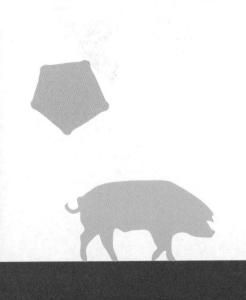

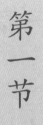

第一节

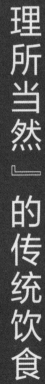

『理所当然』的传统饮食

原来是这样的！

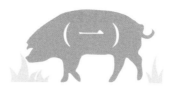

非常恐怖的动物性食物

动物性食物危害身体健康的程度，其实超乎你想象！主要可通过以下途径影响我们的健康：

 动物性脂肪引起的问题

引发的疾病	病理原因
血压高、脑卒中、冠状动脉心脏病、下肢慢性血管闭塞、主动脉血管瘤破裂等多种与血管硬化闭塞有关的疾病	动物性脂肪是指从家禽肉类、鱼类海产、蛋、奶制品（例如牛奶、奶酪）等而来的脂肪，包含了坏胆固醇、饱和脂肪和少量的反式脂肪，全部都是促进动脉粥样硬化（Arthroscrerosis）的成分！海产品所含的胆固醇并不比家禽肉类低，有些甚至是更高
胆结石、脂肪肝	与胆固醇高有密切的关系
大家都恐惧的癌症	其实已有很多研究资料显示，摄入过多肉类的饱和脂肪会增加患上大肠癌、乳癌、胰脏癌、前列腺癌、胃癌、肝癌等多种癌症的机会

反思

血管疾病严重的可在短时间内致命。即使不至于立即致死的发病，也必会令你的身体从此有了缺憾，影响日常的活动能力，甚至成为一个需要极度依赖别人照顾的坐轮椅或长期卧床的病人。到生病了才后悔？！
太迟了吧！

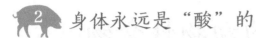

2　身体永远是"酸"的

所有从家禽肉类、鱼类海鲜、蛋、奶制品（例如牛奶、奶酪）而来
的动物性食物都含动物性蛋白质。动物脂肪和动物蛋白质被消化后是酸性
的。所以，凡与动物有关的食物全属于酸性的食物。

引发的疾病

骨质疏松、肾结石、痛风、肌肉酸痛、关节退化、免疫力低易于感冒，
甚至患癌风险增加。

病理原因

人体的大部分新陈代谢过程都会产生一些酸性废物，血液因而有酸
性倾向，需要不停地被中和及排走。动物性食物消化后会令身体更难走
出酸性环境。长时间血液酸碱不平衡，新陈代谢就无法持续有效地进行，
健康便会出现骨牌效应的倒退。

> ▶ Q: 牛奶不是能中和胃酸吗？

A: 牛奶因为含有动物性蛋白质，反而消化后都会为身体带来酸性。

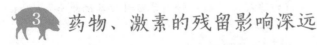

3　药物、激素的残留影响深远

引发的疾病

助长各种癌症的出现，特别是身体中受荷尔蒙影响最多的生殖器官，
例如乳房、卵巢、前列腺等。

病理原因

现代工厂化模式的农场大量饲养家禽动物，动物得不到人道对待，居住环境狭窄，基本的活动空间严重不足，性情变得暴躁，抵抗力虚弱，容易生病和互相传染。动物们苦短的一生需要用大量的抗生素、疫苗、镇静剂、激素、荷尔蒙等药物来维持生命和快速催熟：雄性肉质柔软；雌性多产蛋奶。蛋奶并不是出于自然，而是由多种激素药物催造出来，有违天然生态。动物被屠宰前因极度惊恐，身体会释放出肾上腺素；被屠宰后，肾上腺素就会残留在动物的尸骸里。养殖场的鱼类情况也是差不多。深海鱼和海产贝类虽然没有镇静剂、抗生素和激素等问题，但它们却受到海水污染的威胁，例如重金属、雪卡毒、大肠杆菌、肝炎病毒等。

肉等同于进食动物尸体！在食肉的同时，岂不是也吃进了所有残留在尸体内的药物化学残留和肾上腺素？蛋、奶虽不是尸体，但也避免不了污染。

4 肉食中免不了的加工程序

动物从屠宰到零售再到被送到餐桌上，都免不了加工程序及高温烹调，这个过程中产生的化学物质就是威胁人类健康的问题所在。它们包括致癌化学物质和反式脂肪。

致癌化学物质种类

例如 N- 亚硝基化合物和多环芳烃 ->

引发的疾病

世界卫生组织于 2015 年 11 月向全世界公布："加工肉类被列为一级致癌物。吃午餐肉、肠仔、腊肉、燻肉、火腿等其实等同于吸烟，一样会致癌。而红肉（猪、牛、羊、马肉）则被列为可能致癌物，特别与大肠癌、胰脏癌及前列腺癌有关。"

常用的肉类防腐剂：硝酸盐（Nitrates）和亚硝酸盐（Nitrites）	->	虽是肉类食物安全（特别是用以制作腊肉、烟肉、香肠等食品时）的必需品（用以保鲜及防止食物中毒），但肉类在高温烹饪或煎炸过程中，加之在胃酸的环境下，会产生致癌物质亚硝酸胺（Nitrosamine）
亚硝酸胺（Nitrosamine）	->	直接破坏没有重生能力的胰脏胰岛素分泌细胞，导致胰岛素分泌不足而形成糖尿病（本书第二章"糖尿病"小节中有更详细叙述）

反式脂肪的来源		反式脂肪的危害
主要是来自工业化加工程序，将植物脂肪氢化后形成	->	脂肪经过氢化改造后不易变坏、熔点较高、化学状态稳定、食物口感不肥腻，所以方便储存且成本低廉，在包装食物、烘焙食品、油炸快餐食品行业中被广泛使用
肉类本身亦含有一些反式脂肪	->	植物所含的脂肪本是好脂肪，但经过氢化改造后，便成了严重威胁健康的反式脂肪。其致命点是人工氢化改造，与植物性饮食无关

反式脂肪引发的疾病

促进全身性炎症，提高血液中坏胆固醇 LDL 及甘油三酯水平，大大提高冠状动脉心脏病的发病率，是全球主要死亡风险的元凶之一（本书第二章"胆固醇"小节中有更详细的叙述）。

注：除了肉类，其他食品如在制作过程中使用硝酸盐或亚硝酸盐（例如腌制食品），同样会危害健康。

5　消化不了的动物性蛋白

引发的疾病	病理原因
提高湿疹、多种免疫系统病、过敏症、一些自身免疫疾病、暗疮等的发病率	这与动物性蛋白刺激全身敏感炎症反应有关
胃气胀、便秘	因为动物性蛋白及脂肪难以消化，或再加上多油的烹调、缺乏纤维等，往往令胃部难以适应

▶ **Q1: 每天最少要吃一些肉类，才能保持身体健康？营养要靠动物蛋白？**

A: 尽管肉质含有一些营养，但我们同时也要一并吃进肉类含有的其他有害物质，实在是得不偿失，看来坏处是明显多于好处，所以每天吃一份肉类反而是损害更多一些！"进补"的答案很简单，就是进食多样化天然原状的植物性食材。

▶ **Q2: 吃白肉比红肉健康？**

A: 白肉是指鱼类、海鲜、鸡、鸭、鹅；红肉是指猪、牛、羊。两者皆是肉，所附带的坏胆固醇、坏脂肪、激素、药物残留、酸性物质等，其实是没有区别的！

现在，我们知道：

肉食、海产、蛋、奶、奶酪不好，

那么，你是否以为只要走肉（去除肉）便可以？

吃吐司面包、炒河走肉、炒米走肉、青菜白米饭、炸薯条、汽水……

不是已属于"食素"了吗？那还有什么问题？

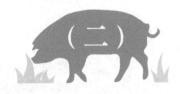

非常损害我们身体的精制食物

什么是精制食物（*Processed Food*）？

不是天然原状、经过加工的就是精制食物。

其实我们每天的餐单中，都充斥着精制食物！现在如果告诉你，你每天都在吃的白米饭和面包就是精制食物之一，你是否觉得很难以相信呢？

容易理解的精制食物例子	不说不知的常见精制主食
白糖、甜品、西饼、蛋糕、各种即食的包装食品零食、饼干、即食杯面、包装食物及饮品、汽水等	白米饭、各款面包（尤其白面包）、糕点、面条、河粉、乌冬、意粉、薄饼等

以上所列，是否会让你赫然发觉，原来自己天天、餐餐都在吃着各种精制食物？！

有读者可能会问，我们天天吃的这些精制食物有什么问题？为何不好？原来，精制食物危害身体健康的程度，真的超乎你想象！它们主要通过以下途径影响我们的健康：

缺乏纤维、纯淀粉质，所以升糖指数高

所有的白米饭、白面包、白面条、白意粉、饼干或其他由白面粉及白糖做成的各类糕点西饼都属于精制加工食物。谷物经人工化去除了外壳，变成只有淀粉质而没有纤维的纯碳水化合物，因为缺乏纤维的缘故，食物里所含的糖分会在消化初期就完全地释放出来，除了一下子供给身体超水平糖分，让身体来个"假满足"外，就没有其他的营养价值了。而且这突如其来的超水平糖分会过度刺激胰岛素的分泌。可是，当一浪胰岛素分泌高潮过后，血糖水平很快又被降至饱和水平之下，继而诱发大脑发出想再进食的渴求来补充糖分。假如再进食的食物种类又是同样的精制食物，一个恶性循环便这样形成。长期频繁地重复进食高升糖指数的食物、血糖水平反复地大起大落，有可能出现以下病症：

A.胰脏的负担随之增加，日久会导致增加患糖尿病的风险或加剧已有的糖尿病病情；

B.间接形成肥胖、脂肪肝和胆固醇；

C.或会导致血液中的胰岛素基数长期偏高，继而搞乱体内的胰岛素类同生长因子（Insulin-like growth hormone）的生理周期，或会增加患上癌症的风险。特别是身体受生长荷尔蒙影响的部位，包括乳房、卵巢、前列腺等荷尔蒙敏感器官。

D.大起大落的血糖水平或会恶化多种情绪类疾病。

E.另外，缺乏纤维的食物往往会令消化阻滞，加速高白糖含量便秘或胃气胀、消化不良等病症的形成。

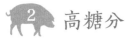 ## 高糖分

为了美味、诱人，甜品、西饼、蛋糕、零食都倾向高糖含量。制成品于是往往都是高升糖指数的食物，对身体的长远负面影响同上。

 ## 高油分或油炸品含反式脂肪

高温烹调会产生一些已知或疑似致癌物的化学物质，也会产生反式脂

肪。反式脂肪会促进全身性炎症，提高坏胆固醇及甘油三酯的水平，引发冠状动脉心脏病及其他血管疾病。

 ## 4　含多种化学剂

化学剂有防腐、提色、增味、提升质感等作用。精制的肉类食品、鱼蛋、鱼丸、牛丸、罐头肉、汽水、多种零食等都是磷酸盐、人工盐含量高的食品。化学制剂中包括用来做肉类防腐之用的硝酸盐、亚硝酸盐、亚硝酸胺等。这些人工化学剂不但增加肝脏、胰脏（间接造成糖尿病）及肾脏的负担，而且它们往往是致癌物质，亦间接导致身体酸碱不平衡，削弱我们的免疫系统并引发多种免疫系统疾病，增加骨质疏松的风险。

 ## 5　身体永远都是"酸"的

当食物含有以上第一至第四项所列的成分时，消化后亦会为身体带来酸性。酸性的坏处及连带的疾病已在上一节讨论"动物性食物是酸的"提及过。

 ## 6　诱发上瘾继而暴食

精制食物中的强烈味道、油分、盐分、味精、糖分，甚至小麦面粉中的麸质所引发的食物渴求感（食物上瘾），容易使人进食过量而形成肥胖。肥胖又与糖尿病、心脏病及多种癌症相关。

总结

若要概括动物性食物和精制食物可能会为我们带来的疾病，恰好就是本书第二章的目录！每一项疾病之病因，完全可以从你所吃下的食物中找到答案！

1. 癌症	大肠癌、乳癌、卵巢癌、前列腺癌、胰脏癌、胃癌、肝癌等多种癌症
2. 三高病	糖尿病、高血压、高胆固醇
3. 血管病	冠状动脉心脏病、脑卒中、下肢慢性血管闭塞、主动脉血管瘤破裂、缺血性肠坏死
4. 免疫系统疾病	各类敏感毛病、湿疹、自身免疫疾病、免疫力低易于感冒等
5. 肠胃病	胆结石、脂肪肝、胃气胀、便秘
6. 呼吸系统疾病	睡眠窒息、哮喘
7. 关节病	骨质疏松、痛风、肌肉酸痛、关节提早退化
8. 生殖器官疾病	乳房、经期、子宫卵巢输卵管疾病、前列腺疾病
9. 肾病	肾结石 肾衰竭
10. 肥胖	可恶化以上所有疾病
11. 情绪精神	可恶化多种情绪疾病

现在，我们知道：

肉食、海产、蛋、奶、奶酪不好。

然而既然白米饭、面包及其他伴着我们生活的精制食物有那么多问题，我们习以为常的熟食又怎样呢？

习惯把蔬菜瓜果完全煮熟来吃，原来会与以下问题有关联！

1. 所有与免疫系统有关的疾病	容易患上感冒、喉咙痛
	各种过敏症
	各种自发性免疫系统疾病（Autoimmune diseases）
	癌症的预防

2. 身体的自愈能力	伤口愈合的快与慢、好与坏 创伤后的恢复完好与否
3. 皮肤的质量	靓、丑与否
4. 与糖尿病有紧密的关系	详见本书第二章"三高病"小节
5. 铁质的吸收	从生食蔬菜瓜果而来的维生素 C 是帮助人体从食物中吸收铁质的重要元素（详见本书第三章"全素食之维生素疑问"小节）

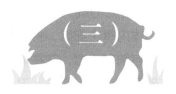

传统的熟食原来使我们大有所缺

 关于熟食的认识误区

好一句："我不能接受蔬果生食！"

你错了！因为你正在酝酿以上所说的各种毛病。

熟食当然有好处！

熟食是传统，既然是传统，就一定有它存在的意义。高温能杀菌消毒。肉食当然要煮熟才吃，否则会有寄生虫和细菌感染及食物中毒的风险。蔬果偶然清洗得不干净或不太新鲜，煮熟才吃便成为了一道防线，可把有害的小虫、虫卵、细菌等除去。

 但是，蔬菜瓜果完全熟食有何不妥？

蔬菜瓜果完全熟食，原来就会让我们大有所缺！究竟缺的是什么？我们的身体实际上需要什么？

答案就是三大所需：

（1）植物生化素；

（2）维生素 C；

（3）酵素（酶）。

以上这三种都是不耐热的物质，对身体而言，它们都是绝对宝贵的元素，因为：

（1）维生素 C：不只是有效的抗氧化及对抗自由基的物质，还是身体制造细胞支架的原材料。体内每个细胞，特别是我们用作第一道防线的免疫系统细胞，其细胞质量与防御能力，往往取决于细胞的结构，而结构的好坏当然又与其细胞支架及其原材料有关。没有足够的原材料，又何以制造一个理想强悍的防御系统呢？

（2）植物生化素：是抗氧化、对抗自由基的物质，对细胞的修补、癌症的预防确有一番不可看轻的功能。维生素 C 和植物生化素，双剑合璧，带来的抗氧化作用及稳固强健免疫系统的效果，可帮助降低患癌的风险。所有癌症，基本上都是由细胞被氧化而变坏，又遇上一个偏弱的免疫系统，在修补的功能上失败而导致细胞基因出现变化，继而胡乱不受控制地生长所致。

（3）酵素：即酶，可把它看成是生命的元素，因为身体里所有的新陈代谢，都离不开酵素的参与。每个人天生的基因已决定了你自制酵素的量。酵素量会随着年纪的增长而减少。食物中的酵素可实时帮助减轻身体的消化负荷，让身体在不需消耗大量能量去消化的情况下就可吸收适当的营养。长远来说，这便是让你活得更健康长寿、冻结衰老的奥秘！

我们平日习惯将蔬菜瓜果完全熟食，但食物里的维生素 C、植物生化素和酵素，在温度超过 42 度时就会完全被破坏，发挥不了应有的作用。即使再好的食物，我们吃到的也只有剩下的纤维，营养价值大打折扣。

身体缺了这三种元素，即使食物中有再好的营养，也只能勉强地使我们活下来，但却得不到真正的生命力。久而久之，遇上以上所列之疾病何以为奇？

食生的益处

强化免疫系统	预防伤风感冒、过敏症、免疫系统失调症及癌症
伤口愈合快、皮肤有生机	参阅第二章"皮肤病"小节

降低糖尿病风险	借助植物本身的酵素，帮助降低消化的负荷，间接保养胰脏，降低糖尿病风险（参阅第二章"糖尿病"小节） 胰脏癌、胃癌病人手术后面对消化酵素分泌量减少的缺憾，食生可更加在减轻消化负荷方面帮上大忙，有助于保养剩下的胰脏，减少因手术引起的糖尿病
降低身体反应性炎症	在一顿全熟食主餐后（无论是素食与否），会引发身体血液里的白细胞增加（Digestive Leucocytosis）。这意味着，身体会将消化我们日常吃下的熟食食物视为一种压力，相应地出现反应性炎症。消化肉类脂肪蛋白的情况更甚。而蔬果种子等食材生食后，吃饱之余，并没有白细胞增加的炎症现象出现
增加铁质的吸收	参阅本书第三章"全素食之维生素疑问"

以下是某天我在诊所与一位肠癌康复病人的对话：

我（医生）："你要注意饮食，已经吃得清淡、多食蔬果、尽量不吃肉了吧？"

病人："我已经吃得很清淡健康了吧！不用再多说了……"

我（医生）："噢！那么你今天早餐吃了什么？说来听听吧！"

病人豪气地二话不说："餐蛋面、奶茶！"然后用一双放光的眼睛望着我，脸上挂着自信的微笑，等待我的点头认同。

他，当然会失望了！

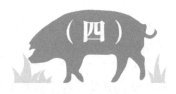

其实我们每天在吃着什么？

现在，我们来简单举例平日常吃的食物，看看它们究竟是为我们提供保证健康的东西呢，还是提供长期在背后损害我们健康于无形的东西？

 早餐

餐牌上的常见"营养早餐"	损害健康的成分		
	动物性食物成分	精制或油炸食品成分	不含蔬菜或含蔬菜瓜果但完全熟食
肠子	⚠	⚠	⚠
火腿	⚠	⚠	⚠
煎双蛋／牛乳炒滑蛋	⚠	⚠	⚠
餐肉	⚠	⚠	⚠
五香牛腩粒	⚠	⚠	⚠
炸鱼柳	⚠	⚠	⚠
蜜糖鸡扒	⚠	⚠	⚠
吉列猪扒	⚠	⚠	⚠
配面、通心粉、纽纹粉、米粉、公仔面		⚠	⚠（就算有少量的生菜作陪衬，也是已经熟透了的）

餐牌上的常见"营养早餐"	损害健康的成分		
	动物性食物成分	精制或油炸食品成分	不含蔬菜或含蔬菜瓜果但完全熟食
所有三明治		⚠	⚠
吐司	⚠（牛油）	⚠	⚠
鲜奶麦片（通常已加白糖）	⚠（鲜奶，牛油）	⚠ 白糖，吐司，或氢化植物油	⚠
鲜油餐包	⚠	⚠	⚠
奶茶	⚠（奶）	⚠（白糖）	咖啡因
现磨咖啡（加奶加白糖）	⚠（奶）	⚠（白糖）	咖啡因
早餐总结	⚠	⚠	⚠

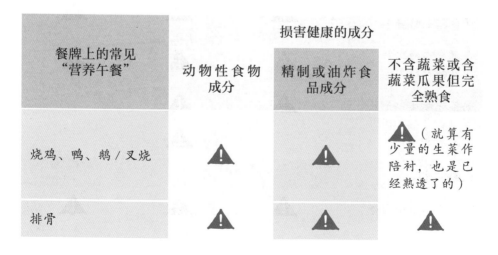

2 午餐和晚餐

餐牌上的常见"营养午餐"	损害健康的成分		
	动物性食物成分	精制或油炸食品成分	不含蔬菜或含蔬菜瓜果但完全熟食
烧鸡、鸭、鹅／叉烧	⚠	⚠	⚠（就算有少量的生菜作陪衬，也是已经熟透了的）
排骨	⚠	⚠	⚠

餐牌上的常见"营养午餐"	损害健康的成分		
	动物性食物成分	精制或油炸食品成分	不含蔬菜或含蔬菜瓜果但完全熟食
餐肉火腿蛋	⚠	⚠	⚠
吉列猪扒 / 鸡扒	⚠	⚠	⚠
牛扒	⚠	⚠	⚠
榨菜肉丝	⚠	⚠（榨菜）	⚠
香酥大排	⚠	⚠	⚠
综合卤味	⚠	⚠（卤水汁）	⚠
柠檬鸡柳	⚠	⚠	⚠
配饭（白米饭）		⚠	⚠
鱼蛋 / 牛丸 / 墨鱼丸面	⚠	⚠	⚠
炒河粉面		⚠	⚠
三丝炒米	⚠	⚠	⚠
各类含肉的意粉（包括奶酪酱）	⚠	⚠	⚠
各类含肉的比萨（包括奶酪）	⚠	⚠	⚠
奶茶 / 咖啡	⚠	⚠	
汽水 / 柠茶		⚠	
茶楼点心			
烧卖、山竹牛肉等	⚠	⚠	⚠

餐牌上的常见"营养午餐"	动物性食物成分	损害健康的成分	
		精制或油炸食品成分	不含蔬菜或含蔬菜瓜果但完全熟食
叉烧包	⚠	⚠	⚠
各种肠粉	⚠	⚠	⚠
山竹牛肉	⚠	⚠	⚠
素食餐馆的一般菜品		⚠（素肉／白米饭）	⚠（完全煮熟了）
午、晚餐总结	⚠	⚠	⚠

3 下午茶餐

餐牌上的常见下午茶餐	动物性食物成分	损害健康的成分	
		精制或油炸食品成分	不含蔬菜或含蔬菜瓜果但完全熟食
美味大热狗	⚠	⚠	⚠
炭烧猪扒包	⚠	⚠	⚠
油鸡髀	⚠	⚠	⚠
特色鸡翅	⚠	⚠	⚠
脆皮肠	⚠	⚠	⚠
豉油皇炒面		⚠	⚠

餐牌上的常见下午茶餐	损害健康的成分		
	动物性食物成分	精制或油炸食品成分	不含蔬菜或含蔬菜瓜果但完全熟食
西式吐司	⚠	⚠	⚠
奶茶 / 咖啡	⚠	⚠	⚠
汽水 / 柠茶	⚠	⚠	⚠
红豆冰	⚠	⚠	⚠
西式 High Tea：各类糕点甜品（成分包括：白面粉、白糖、牛油奶油、奶酪、蛋等）配奶茶咖啡	⚠	⚠	⚠
下午茶餐总结	⚠	⚠	⚠

4 住家饭

家里一般的常规晚餐	损害健康的成分		
	动物性食物成分	精制或油炸食品成分	不含蔬菜或含蔬菜瓜果但完全熟食
白米饭		⚠	
鱼、肉	⚠		⚠
烧味	⚠		⚠
炒蛋	⚠		⚠
煎、炸的食材	⚠	⚠	⚠

家里一般的常规晚餐	动物性食物成分	损害健康的成分 精制或油炸食品成分	不含蔬菜或含蔬菜瓜果但完全熟食
炒菜，但基本是煮熟的菜			⚠️
在家吃一餐的总结	⚠️	⚠️	⚠️

以上的食物，真是我们每天都在吃的饮食啊！

这些不是"正常不过"的食物么？

我们不是都一直认为这些才是营养丰富的吗？

我们辛苦工作赚钱，就是为了买这些伤害自己健康的食物？！

由上表可看出，我们每天都在进食的、一向都以为是正常不过的每一餐，原来都是建立在动物性食物、精制食品、传统蔬菜瓜果全熟食的框架里。

本来蔬菜的分量已是缺少，就算有蔬菜，菜的分量通常也只是一餐中的陪衬，却还要习惯性地完全煮熟来吃。

这个框架正是一个持续地、无声地、暗地里吞食我们健康的东西，而且拥有很大的魔力迷惑我们去花钱买。

就算是住家饭，健康品质可能比外出吃饭好一点，但其实也没有离开动物性食物、精制食品、传统蔬果瓜果全熟食的框架。

我们不是很想自己身体健康的吗？

我们不是一直在想尽办法长生不老、预防疾病、养生益寿的吗？

那为何我们却在天天地、餐餐地、心甘情愿地去摄入一些损害身体的食物呢？

来吧，让我们简单了解下动物性食物（包括蛋、奶、奶酪、牛油等）、人工精制食品及蔬菜瓜果全熟食的习惯会牵连涉及的疾病。

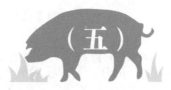

患上各种疾病，我们错在哪？

	疾病	动物性食物（包括肉食、蛋、奶、奶酪、牛油）	精制食品	传统蔬菜瓜果全熟食	遗传（少数）/其他
三高病	血压高	X	X	X	
	胆固醇高	X	X	X	X
	血糖高（糖尿病）	X	X	X	
血管病	心脏病	X	X	X	X
	脑卒中	X	X	X	X
	血管瘤	X	X	X	X
	慢性血管闭塞致四肢坏死	X	X	X	
免疫系统病	感冒	X	X	X	
	各种过敏症	X	X	X	
	各种自发性免疫系统病	X	X	X	
妇女病	乳腺增生 / 良性肿瘤	X	X	X	
	乳癌	X	X	X	X
	经痛	X	X	X	
	良性卵巢问题	X	X	X	X
	卵巢癌	X	X	X	X

X：直接，X：间接

	疾病	动物性食物（包括肉食、蛋、奶、奶酪、牛油）	精制食品	传统蔬菜瓜果全熟食	遗传（少数）/其他
男性病	乳腺肿瘤	X	X	X	
	前列腺增生	X	X	X	
肝病	脂肪肝	X	X	X	
	肝结石	X	X	X	
	肝癌、良性肝肿瘤	X	X	X	X
胆病	胆结石	X	X	X	
胰脏问题	胰腺炎	X	X	X	
	胰脏癌	X	X	X	
胃问题	胃气胀	X	X	X	
	胃癌	X	X	X	X
大肠问题	大肠癌	X	X	X	X
	大肠息肉	X	X	X	X
	便秘	X	X	X	
关节问题	痛风	X	X	X	
	免疫系统关节病	X	X	X	
	骨质疏松	X	X	X	
皮肤问题	各种皮肤过敏症	X	X	X	
	伤口（因意外或手术后）	X	X	X	
呼吸问题	睡眠窒息症	X	X	X	
	哮喘、肺癌	X		X	
贫血	缺铁性贫血	X		X	
骨髓问题	免疫系统骨髓病	X	X	X	X
情绪病	自闭症、思觉失调、情绪病、抑郁症	X	X	X	X

要了解这么多病，看似很复杂，但是其实它们背后都有着一个共同的病因，就是我们"吃错了"。错在肉食饮奶、人工精制和蔬菜瓜果完全熟食的习惯。

预防疾病从小事一桩（例如感冒）到大事一件（癌症），看似很难又复杂，但所需要的原来却又只是同一个模式的"吃得好"。

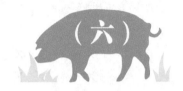

黑心食品的启示

近几年，黑心食品事故频发，请见下表：

黑心食品	肉类/奶类/动物油	植物*	加工/防腐剂/重金属	过期	病毒源
三聚氰胺毒奶粉	X	X	X		
低蛋白奶粉	X		X	X	
地沟油	X		X		
麦当劳福喜事件	X		X		
三聚氰胺牲畜饲料	X				
塑化剂（各种即食零食、特色饮品）			X		
灌水肉	X				
灌水鱼	X				
病死猪肉	X				X
毒虫卵泡菜	X	X			X
二甲基黄豆干	X	X			X
毒肉丸	X		X		
毒咸鱼	X		X		

黑心食品	肉类/奶类/动物油	植物*	加工/防腐剂/重金属	过期	病毒源
毒即食面			X		
灌脓猪肉	X				X
毒午餐肉	X		X	X	
毒腊肠/香肠	X		X	X	
疯牛病（欧洲）	X				X

　　* 虽然有少数是植物性食品（毒虫卵泡菜和二甲基黄豆干），但它们全部都是在加工后变成黑心食物。

　　黑心食品事故牵连甚广，每一项都令民众人心惶惶。这些"食物灾难"的共通点就是离不开以下两类食物：（1）从动物而来的肉食及其动物产品（奶、动物油）；（2）加工食品。

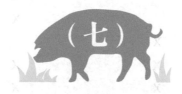

医院病房里的悲剧人生

　　生老病死乃人之常情。既然是这样，为什么我们还怕死呢？有人会觉得，反正迟死早死，都是要死一次，况且人生无常，不如尽情享受人生，有什么吃什么，又何必去限制自己的饮食？！这些人，说对了一半，他们没想到，任意妄为的饮食，原来是在一步步地把你拉向一个恐怖、煎熬、漫长的走向死亡的过程。

　　现今的医学使人长命，但很多长期（慢性）疾病往往却是伴着长命而来的。发达的医学科技，得以把一些急性至死的问题先行解决，保住性命。可是，在接二连三的保命治疗后，医学把病人从死亡边缘拉回来，虽然仍活着，但却不能摆脱另一个需要持续挣扎求存的困局。病人失去自我意识、长期仰卧床上、失去自我进食和大小二便的自理能力。这样的长命，使迈向死亡的步伐倍觉沉重，漫长难行。这样的病人能否算得上重生？仰卧床上以数年计地慢慢地等待死亡，无论对病人或其家人来说，这样品质的长命实在是一种难以形容的身心煎熬。这种长命一定不是我们想要的。在医院里，有很多故事可让我们引以为鉴。

 肠癌的悲剧人生

　　一名 75 岁的伯伯，肠癌导致肠塞，需及时动手术切除。虽然成功切除肿瘤保住了命，但需要一个人工肠造口。手术后康复期长，术后已不能自行起床。后来还出现膀胱收缩功能退化，最后需要长期使用尿管以满足排尿需要。

　　因伯伯本身已有多种其他长期疾病，以他接受了第一次手术的表现来看，医生都一致认为再进行第二次手术重新连接大肠的手术风险太大，只好永久依靠肠造口排便。可惜，时间久了，肠造口分别出现疝气、流血、脱垂等问题，需要每时每刻跟进处理。

　　家人要面对一个长期卧床不能自理的长者，又要劳心劳力拆解长时间肠造口以及长期插尿管所带来的各种问题，可说是相当费神、心力交瘁。至于伯伯本身，整天卧床依赖别人清洁打点，慢慢就变成了没有自主、没有意义、没有目标的等待，等待余下生命的尽头。这个漫长的等待，切身的感受又是如何？

患上肠癌再变成长期卧床依赖是必然的吗？

肠癌，其实可以提早从生活及饮食方面来预防。不幸患了肠癌，假如本身没有多种长期疾病缠身的话，手术后的康复也不应该落得如此无奈的收场。

 2　壮年脑卒中后的悲剧人生

　　女，45岁，育有两子，有血压高和胆固醇高的症状。一天突然脑卒中，影响了语言的表达能力，以致说话时就像在惨叫一样。也因为右侧瘫痪，继而肌肉萎缩，往后的日子不是在轮椅上就是卧床。后来更患上癫痫症（脑卒中常见后遗症之一），间歇性全身抽搐，服药控制效果亦不理想。由于缺乏活动，长期卧床，体重不断增加，上下轮椅颇费周章。来到我处是因为肝内胆管结石，治疗需要时日。

　　这位女士每日的生理清洁及往来医院的接送都由她丈夫一手包办。我们看见他也替他辛苦，也看得出他对妻子的坚持。不过，人总有疲累的一天，以前与这位太太从刚相识拍拖到结婚生孩子的浪漫，早已烟消云散，剩下的亲情和责任感，还有照顾两个未成年小孩的重担，究竟可以支持这位丈夫再咬紧牙关走多少个年头呢？

　　一段日子后，这位病人因为肝内胆管结石复发又再到我处。在这次治疗期间，从女士口中知道她的先生因另有红颜，正在与她办离婚手续。你怎样看他与她？

没有脑卒中的生命改写

胆固醇高及血压高可说是饮食病之一；脑卒中是其并发症。两者皆可从健康饮食着手，避免悲剧的发生。假如她没有脑卒中，生命将会完全改写。

 ## 3　病态肥胖的婆婆

　　婆婆 75 岁，有三高病多年，加上严重肥胖，行动大打折扣，出入需要助行器及家人陪伴。

　　这次上腹疼痛发烧入院，诊断为肝脏囊肿发炎。肝脏囊肿有 10 厘米大，发炎含脓，入院时已出现感染性休克及败血症，情况危殆。婆婆需要立即接受急救，包括人工呼吸机、强心剂点滴及实时安排插入经皮引流管以引流囊肿内的脓液。还未来得及控制败血症，肥婆婆就出现胃溃疡出血，生命再多一重威胁，我们需要反复地通过胃镜止血。出血性胃溃疡相信是感染性休克及败血症所带来的。

　　幸运地，她度过了一次又一次的危险期，强心剂点滴需求渐减，但呼吸功能始终未能完全摆脱呼吸机的依赖。于是我们为她做了一个气管口，以促进呼吸物理治疗及抽痰。可惜好景不长，在大家都以为肥婆婆离康复期不远的时候，她突然休克，原来是深静脉大范围血栓塞导致肺栓塞，之前因为败血症及出血性胃溃疡，我们无法使用预防血栓塞的薄血药；谁想到，出血性胃溃疡刚现曙光之际，原来深静脉已出现血栓塞。这次，返魂无术了。无论我们如何用心去拆解她身上一个接着一个的炸弹，最后也得投降。肥婆婆与家人始料不及的是这生命的最后旅程，原来是这样煎熬地走完的。入院治疗期间，婆婆身上插满喉管，全身肿胀，七孔流血，其痛苦程度，有谁共鸣？

哪样才是致命伤？

肥婆婆的死表面上是由肝脏囊肿发炎直接引起的，但我却认为这要归咎于她多年来的严重肥胖、三高病以及薄弱的抵抗力。薄弱的抵抗力助长了肝脏囊肿发炎；三高病使治疗效果大打折扣；严重肥胖潜伏造成了静脉血栓塞，接着肺栓塞的出现又送了婆婆一程。所有潜伏的致命伤，都与饮食关系密切。这又是让我们警惕健康饮食重要性的例子。

以上所有悲剧的主角，都是很现实的例子。他们只是病房里的冰山一角，同病相怜的悲剧每天都在不停地发生。

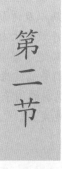

第二节

怎样才算

「吃得好」？

健康素食方程式 = 食全素 + 整全食物 + 尽量食生
（Raw Vegan Whole food Diet）

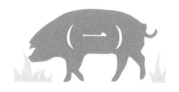

制订 "吃得好" 的方案

看完前文后，你会发觉原来自己一直都"吃得不好"。虽然知道动物性食物、精制食物及完全熟食是不理想的饮食方式，但我们又如何才能走出"吃得不好"的阴影呢？

 我们怎样才能 "吃得好"？

多年来，从病人或病人家属处观察到一个现象：当知道自己或家人得了病，第一时间会问："为什么？""是否吃错了？是否吃了太多肉？"这些都说明了，一般人心底里的认知或者可能是身体已有的本能，都在告诉我们，素食才是适合我们的。我们只欠缺一些健康素食的合理建议而已。

 怎样的全素食才能同时吃得健康、全面及满足呢？

"走肉"（去掉肉类）是一个很好的开始，但要通过素食而得到真正的健康，亦不等于餐餐只叫"xx 走肉"。一碟叉烧饭走肉，就变成了一碟豉油捞白饭；一碟茶餐厅的干炒牛河走肉，就变成了一碟豉油味精炒河；一碗火腿通粉走肉，就变成了一碗味精清汤通粉。这些长期只单凭盲目地"走肉"的做法，又谈何健康呢？当然万万不能！现在一起草议一个"吃得好"的方案吧！

　　×　动物性食物 → 植物性食物（全素食 vegan）
　　×　精制人工食物 → 整全食物（whole food）
　　×　蔬菜瓜果完全熟食 → 尽量食生（eat raw）

　　由此可见，全素食 + 整全食物 + 尽量食生，就是我们一直都在寻求的"吃得好方案"了！这就形成了一个健康素食方程式！当然还少不得每天喝足够的好水！

健康素食方程式 = 食全素 + 整全食物 + 尽量食生
（Raw Vegan Whole food Diet）

　　身体力行，钻研了 20 个年头，"健康素食方程式"就是我向大家推荐的心得！

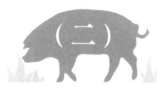

"健康素食方程式"的定义

在开始讨论健康素食的临床应用篇前，首先在此分别列出全素食、整全食物及食生的定义，以方便读者在阅读后面的章节时，遇到这些名词可重返这里作参考。这些名词会不停地在每一章每一节中出现，因为它们正是健康素食的重要元素，组成我常挂在口边的健康素食方程式。每项元素都是同等重要、同等分量的。

全素食（Veganism）	整全食物（Whole food）	食生（Raw food）
	指天然而未经工业处理、加工、人工精制的食物、全谷物 注：小麦含有麸质（Gluten），因此即使是全小麦（包括全麦面包及全麦意粉），也不被视为健康之选 食物例子：未去壳之谷物如糙米、红米、藜麦；新鲜水果、各种新鲜原状的蔬菜瓜果	又称生机素食，是指吃原状的、没有被精制过的、没有被40℃以上温度煮熟过的瓜果蔬菜、水果。种子、坚果可经浸水后或发芽后直接生食或打汁饮用 食生的好处是可保存珍贵但不耐热的维生素C（heat－labilevitamin）、植物生化素（phytochemicals）和酵素（enzymes）
只食用植物性食物		
一切肉类（包括鱼类海产）、蛋、奶、奶制品，例如奶酪，以及一切由伤害动物生命周期而得来的食物，例如蜂蜜、燕窝、鱼翅等都不视为食物	精制食物如：明显的即食加工食品、零食、煎炸食品、白米饭、所有种类的面包（包括全麦面包）、面条、河粉、米粉、意粉、饼干、方便面、含白糖的糕点、包装饮品、汽水等，全不可取	煮熟后的瓜果蔬菜营养尽失

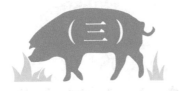

"健康素食方程式"有医学及科学依据吗？

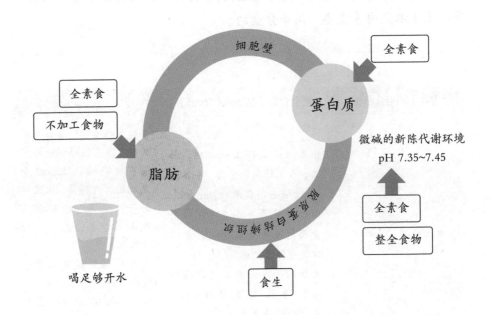

　　综合考虑所有细胞运作的条件，健康素食方程式（吃全素 + 整全食物 + 食生），就是我们一直渴求的健康根源。（当然还少不得每天喝足够的好水！）。

　　那么，"吃得好"方案（即健康素食方程式），可否用医学和科学的知识去理解呢？

　　当然可以！因为，这正是健康营养饮食的真相！

　　现在就一起来看看如何从最基本的每一个细胞开始，重拾我们的健康。

从每个细胞的结构分析食物

细胞由什么组成?	如何生出好细胞?	好细胞的实用价值
1. 水分		免疫系统细胞健全,帮我们抵抗感冒、疾病、癌症病变或预防各种免疫系统失调
2. 蛋白质	那就要从食物中吸取到: 优质蛋白质 + 优质脂肪 + 优质材料 制造优质胶原蛋白结缔组织 + 饮用足够优质水分	身体各器官内脏质地优良,能发挥应有的功劳,阻挡病变
3. 脂肪		血液成分细胞健全(红细胞、血小板、白细胞),全身新陈代谢可正常进行
4. 胶原蛋白结缔组织(像一个支架般把1-3项凝聚在一起)		皮肤、皮下组织质地优良,伤口恢复好、年龄逆转

有了好的细胞,还要把它放进微碱的血液才能正式全面启动最佳的功能

▶ Q1: 好的蛋白质从哪里来?

两者所提供的热量都是一样的

完整蛋白: 包括了九种人体所需的必需氨基酸	不完整蛋白: 缺乏一个或多个必需氨基酸
附带有害的饱和脂肪、胆固醇、动物尸体上附带的残留药物、抗生素、激素等,吃肉时肯定同时吃下	有健康的矿物质及纤维 没有饱和脂肪 没有胆固醇 没有动物尸体上附带的残留药物及激素
消化后为身体增加酸性,妨碍身体新陈代谢	消化后为碱性,中和新陈代谢的酸性物;又可配合生食,从而享用植物天然酵素及不耐热维生素C所带来的很多好处
"完整"又如何? 实在不划算!	如何弥补不完整蛋白的缺憾? 不同种类的植物、果实、谷类、坚果、果籽含有不同的氨基酸组合,只要吃得多元化,便可轻易互补不足

注:必需氨基酸(essential amino acid)是人体所需却又不能自制的氨基酸。

▶ Q2: 好的脂肪从哪里来？

有害脂肪	好脂肪
胆固醇、饱和脂肪：从动物或动物产品而来	单元及多元不饱和脂肪
反式脂肪：由加工氢化而成	由植物（坚果类、豆类、种子类、全谷类、脂肪含量高的果实，例如牛油果、椰子等）提供

▶ Q3: 好的胶原蛋白结缔组织从哪里来？

A: 胶原蛋白结缔组织是每个细胞的支撑架。维生素 C 就是身体用来制造胶原蛋白结缔组织的原料之一。可是维生素 C 是不耐热维生素。它在蔬果食材被切割后细胞外露到空气中那一刻起就已经开始流失；煮熟后，就更是完全消失。想细胞健全，便需要每天都从食物中吸收足够的维生素 C！

如你有以下的饮食习惯，你便很有可能欠缺维生素 C 了！

（1）传统熟食文化：所有蔬菜瓜果都煮熟吃。
（2）少吃水果的习惯：每天可能都吃不上一个水果，或误信每天吃一至两个水果就已经很好很足够的话（每天一个苹果或一个橙其实是绝对不够的）！

▶ Q4: 怎样才算足够的维生素 C？

A: 详见本书第三章"全素食之维生素疑问"小节及第四章"健康素食方程式实战篇"。

▶ Q5: 何谓足够优质水分？

A: 详见本书第四章"重拾健康，食物不是唯一"小节。

▶ Q6: 好的细胞组成后, 如何才能运作?

A: 我们需要微碱的血液酸碱度。

pH 是用来度量酸碱性的单位, 其值从 0 到 14。pH 等于 7 为中性; 小于 7 为酸性; 大于 7 为碱性。

人类血液的 pH 值大约是 7.35~7.45, 只是一个很狭窄的微碱值范围。体内新陈代谢的过程都要依赖这个微碱值才可正常运作。

生命就是各种新陈代谢的结合, 供应我们能量去走动、工作、思考、消化、呼吸、保暖、排泄等等。大部分新陈代谢过程都会制造出一些酸性废物或副产品, 因而令血液带有酸性的倾向, 需要不停地被排走及中和。如果酸性成分来不及被中和或排走, 身体就会长期浸浴在酸性的环境里。长时间血液酸碱不平衡, 持续的新陈代谢无法有效地进行, 令身体产生骨牌效应的倒退, 骨质、肾脏、关节、免疫系统等等, 都会直接受到伤害。

▶ Q7: 我们如何才能维持身体微碱?

A: 主要靠饮食!

新陈代谢会制造酸性废物, 酸性食物会令身体更难走出酸性环境。从酸碱角度来说, 我们应该多吃碱性的食物和避免酸性的食物来维持一个微碱的血液 pH 值。

长期酸性对健康的影响

对骨质的影响:

当血液持续呈酸性, 身体会从骨质里提取碱性的矿物质 (钙) 来中和, 形成钙化合物, 使酸性物质能排出体外。这就是造成骨质疏松的最大原因。

对肾脏的影响:

以上形成的钙化合物分量过多时就会增加患肾结石的风险了!

对肌肉关节的影响：

在长期酸性的环境里，身体所有的组织会慢性地被腐蚀。在肌肉中累积的氨基酸令我们感觉肌肉酸痛。关节的软组织较容易磨损而提早退化。退化的痛楚随之而来。尿酸难以被中和或排走，引发痛风症。

对免疫系统的影响：

有害的微生物在酸性的血液中得以加速繁殖。同时，身体免疫系统的第一防线——巨噬细胞的抵御能力在酸性的环境里又不能有效地运作。于是免疫系统很容易失守，令我们容易生病，最常见的便是感冒了。

我们的免疫系统除了帮助抵抗病毒感染外，也是用来修补身体每个细胞因外来环境或老化而损耗的重要机关。所以，因为一个虚弱的免疫系统而患上感冒或感染事小，长远的影响却可助长细胞基因得不到正常的修补而增加癌症的病发率。

▶ Q8: 那么，哪些是碱性食物？哪些是酸性食物呢？

A: 食物的酸碱是从两方面去界定的：

（1）食品本身含有的酸性或碱性质地。

（2）食物在体内经过消化后得出的 pH 值，称之为食物的酸碱。酸性的，要避免；碱性的，要多食。

食物本身的酸碱性

酸性的食物（Acidic Food）	微酸，接近碱性的食物	碱性的食物（Alkaline Food）
肉类、动物内脏	大部分的坚果类、种子类	所有蔬菜
蛋奶类、奶酪等	大部分豆类	所有水果

酸性的食物 （Acidic Food）	微酸，接近碱性的食物	碱性的食物 （Alkaline Food）
鱼类、贝类海产	所有未经精制过的全谷物：糙米、红米、黑米、小米、藜麦等 ①、②	大部分根类蔬菜，例如牛蒡、白萝卜、胡萝卜、甜菜根、莲藕等
所有精制淀粉类食物：白米、白面包、白面条、白意粉等		
白糖、精制糖		
油类、奶油、油炸、油腻、油煎的食物		
各种汽水、咖啡、奶茶、各种酒类		

注：①尽量选择有机种植的，以免吃进附在谷壳上的杀虫剂。
　　②健康之选，小麦除外（详见第三章"素食基本问与答"小节）。

你今天的早餐吃了什么？
你今天的午、晚餐又吃了什么？
你每餐吃的有多少是来自上表左面酸性的食物种类？
你每餐吃的究竟有多少是来自上表右面碱性的食物种类？

我们可以从上表得出以下结论：

很多人以为牛奶能中和胃酸，但经消化后，因为含有的是动物性蛋白质，所以都会为身体带来酸性。

酸性的白糖相关食物无处不在。所有由白糖、精制糖、人造糖制成的甜食、甜饮都祸害不浅。例如一般的雪糕、巧克力、果酱、罐头水果、糖浆、纸包饮品、汽水、各类罐装或瓶装甜饮、一般甜品、很多酱汁、零食、饼干、西饼等，都含有大量白糖成分。

有些食品本身是酸性的，但是经过消化后会变成或释放出碱性物质，所以最终都是碱性的，可多食，例如：柠檬，奇异果，柚子等。

2 从生态学分析食物

从动物死肉的残留化学品看食物

前文提过，食肉其实等同进食动物尸体！现代工厂化模式的农场生产中，动物的尸体（肉食）及其副产品（蛋、奶、奶酪），哪有不被残留的各种抗生素、疫苗、激素或荷尔蒙和肾上腺素污染的？这些污染与动物们生前劣质的生活及垂死前挣扎的负面能量也会随着肉食一并输送到吃肉的人身上。鱼类养殖场的化学污染同样如此。深海鱼和海产贝类又难逃海水中重金属、雪卡毒、大肠杆菌、肝炎病毒等的污染。

从食物链看食物

有人会认为，素食也难免受到农民使用的杀虫剂、化学肥料或泥土受重金属污染所带来的威胁。要避免这些毒，其实我们可多花些心思，选择信得过的有机农作物。

可是，农场里的动物就不能自己决定吃什么了。农场负责人为了经济效益，难免会选用成本低的家禽饲料。既然成本低，便可推测到饲料的来源怎么会没有污染呢？家禽由这些没有质量保证的饲料喂大，人类在食物链的最高一层，吃了这些家禽，就在不知不觉中，如同集中吃下了一众家禽在苦短一生里所吃下的所有饲料一样。饲料中的杀虫剂、化学肥料或泥土重金属污染的成分，可以说是从家禽的尸肉中以倍数"照单全收"了。

从环保看食物

畜牧业释放温室气体，令地球变暖，危害地球生态，最后都会危及人类的居住环境和经济。联合国粮食及农业组织 2006 年的报告指出，畜牧业的温室气体排放量占全球总量的 18%，是温室效应元凶。如果这个世界多些人选择素食，可帮助降低对畜牧业的需求，自救的同时也救地球。

3 不同理论下的共通好食物

从每个细胞的结构分析食物	理论所建议的理想饮食
蛋白质	植物性食物
脂肪	植物性食物 + 整全（不精制）食物
胶原蛋白结缔组织	植物性食物 + 整全（不精制）食物 + 食生
酸碱	植物性食物 + 整全（不精制）食物

从生态学分析食物	理论所建议的理想饮食
尸肉之残留化学品	植物性食物
食物链	植物性食物
环保	植物性食物

结合以上的医学及科学理论来看，吃全素可说是大家都认同的基本养生之道。如再能配合正确地吃整全食物和生食（Eat Raw Vegan & Whole food），可以说就是健康素食的典范模式了。

通过健康素食方程式所包含的三项元素，我们就可以取得素食的最大好处，让生命活得健康。

健康素食方程

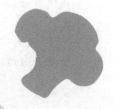

全素食
vegan

整全食物
whole food

食生
eat raw

三个元素同等重要

怎样解读及逆转各种慢性病与癌症？

全素食，不只是对生命慈悲，对地球友善，更是对自己的健康有益。宝贵的健康，珍贵的生命，有何能代替？

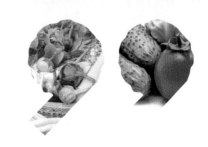

第二章

健康素食方程式
临床应用篇

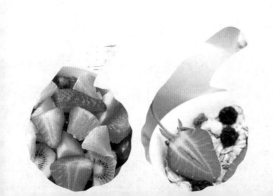

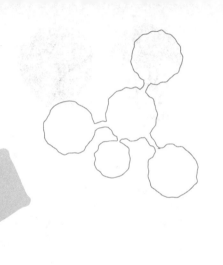

第一节

如何使用这一章？

　　这一章集合了很多常见疾病，我会逐一解说每种疾病是如何因动物性食物、精制食物及传统熟食而导致的；健康素食方程式又是如何在每种疾病的阴影里搭通预防、减轻甚至扭转疾病的桥梁。

　　其中大部分的话题，我亦曾先后多次在公开演讲、香港电台第一台医护广播节目《精灵一点》中讲述过。

　　相信并不是每个读者在这一刻都有需要或有兴趣阅读这里所有的疾病文章，你大可以就自己、家人或朋友的需要而作出选择性的阅读。有这种病就读这课，觉得自己有需要了解多一点哪种病就读哪课，将来随时或有新的需要可再回来翻阅相关的文章。

　　本章的存在，是因为我想尽量做到：只要一书在手，无论你有什么病，想素食，你都可以在这本书中找到你想要的！

　　为求简化及避免太重复，本章内容中每当提及"动物性食物""精制食物""熟食""全素食""食整全食物"及"食生"等关键词汇时，未必会逐一重复解释词汇的定义及例子，读者可随时翻阅本书的第一章第二节"怎样才算'吃得好'"作参考。

　　身为一名西医，我熟悉疾病的病理及其常规的治疗方法，很多时候是很有实时效果的。但我亦深深体会到西医学上还有很多盲点及还未能完全理解的范畴。我同时又是一个全素食者，对疾病和饮食的关系，有不一样的体会。没有病痛不等于健康；症状消失又不等于疾病已治愈。如果病根没有消除，疾病迟早一定会再来。要理解那么多种不同性质的疾病，看似很复杂，但当你回溯所有病的根本时，会发现原来大家都是一同败于吃错了！

　　"吃得好"很复杂吗？不是！健康素食方程式就是"吃得好"的单一答案。它对几乎所有的疾病都能解得通、搭得上！要预防、减轻甚至逆转那么多种不同性质的疾病看似很难很复杂，原来却可以顿时变得简易单一！

　　我深信，老并不等于一定要病；有家族疾病史并不等于一定要跟着病；有了病又并不等于一定要辛苦到死的那一天！

　　在此仅希望持有不同健康兴趣关注点的读者，都能通过本章内解释不同疾病的文章，了解你自己或身边人所要正视面对的饮食养生课题。随后的第三、第四章内容便是每个想开始健康素食的你都会有兴趣想知道的实用知识。

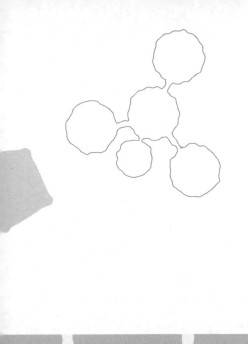

第二节

临床篇

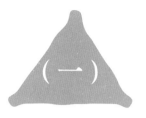

三高病

第一高：糖尿病

人体血液里的糖分水平，是由胰岛素控制的。糖尿病分两种：

一型糖尿病

为胰岛素依赖型，受遗传基因或免疫系统疾病的影响，体内缺乏胰岛素的分泌能力。大多在儿童时发病

二型糖尿病

为非胰岛素依赖型，因为体内的胰岛素分泌不够或有阻抗性，以致不能有效地控制血糖。这类糖尿病与遗传无关，但却与肥胖、饮食及生活习惯有密切的关系。所以二型糖尿病是可以预防的。90%~95% 的糖尿病都是二型。常见的病发年纪在 45 岁或以上，但年轻人也不等于免疫！患者中亦不乏小于 20 岁的年轻人

香港地区的统计

据香港糖尿联会资料显示，如今香港地区大约每十个人当中便有一位是糖尿病患者，且人数有持续上升的趋势。位主要与香港人普遍的不良饮食习惯、肥胖及缺乏运动有密切关系。

你容易得糖尿病吗？

患糖尿病风险高的人	糖尿病风险低的人
食用较多肉类（红肉更高危）、较多动物脂肪	实行低脂全素饮食或以蔬果为主要饮食的人士
食用较多肉类加工品	
食用较多精制食品	多吃天然、未经加工的整全食物，食生的人士
肥胖	体重标准

肉类如何引起糖尿病？

肥胖

食用较多动物脂肪引起肥胖，而肥胖又与胰岛素阻抗性有关，继而加速糖尿病的形成。

肉食中的防腐剂

肉食中的防腐剂有可能会直接破坏胰脏分泌胰岛素的细胞，加速糖尿病的形成。

硝酸盐（Nitrates）和亚硝酸盐（Nitrites）是我们经常使用的两种肉类防腐剂，用以抗氧化、使肉品呈鲜红色增加卖相；同时防止细菌在待售肉品中生长，特别是防止肉毒杆菌孢子（Botulinum spores）。所以它们是肉类食物安全的必需品，在肉品销售流程中，特别是制作腊肉、烟肉、香肠等食品时是难以被取代或弃用的。可是，含有以上两种防腐剂的肉类，经高温烹煮（煎炸）并加上胃酸的消化，会产生亚硝酸胺（Nitrosamine）。

亚硝酸胺的害处

· 亚硝酸胺会直接破坏胰脏分泌胰岛素的 β 细胞。β 细胞被破坏后是没法重生的。当被破坏的 β 细胞数量达到一定程度时，就会出现胰岛素分泌不足的情况，形成糖尿病；已经患有糖尿病的人就会更加深病情。

· 除了肉类，其他食品如在制作过程中使用硝酸盐或亚硝酸盐，例如任何腌制食品，同样都会危害健康。所以酸瓜、雪菜、菜脯（白萝卜干）、韩式泡菜等最好不吃。

· 亚硝酸胺亦是一种致癌物质。

精制食物如何引起糖尿病？

除了白糖、汽水、甜品、各种即食的包装食品等精炼高糖食品外，这里要强调的精制食物就是白米饭、面包、面条、意粉、饼干、即食面，以及其他由白面粉及白糖做成的各类糕点西饼等。

高升糖指数

为何白米饭、面包、饼干、粉面、意粉是高升糖食物，会令身体糖分突然飙升超标？

因为这些只有淀粉质而缺乏纤维的纯碳水化合物所含的糖分，会在消化初期就完全地释放出来，于是成为了高升糖指数（High Glycemic index）的食物。

高升糖指数食物如何加剧糖尿病病情？

高升糖指数的食物除了供给身体一下子的超水平糖分，让身体来个"假满足"外，就没有其他营养价值了。而且这个突如其来的超水平糖分会过度刺激胰岛素的分泌。可是，当一浪胰岛素分泌高潮过后，血糖水平很快又被降至饱和水平之下，继而诱发大脑发出想再进食的渴求来补充糖分。假如再进食的食物又是一样的精制食物，一个恶性循环便随之形成。

长期频繁地重复进食高升糖指数的食物，血糖水平便会反复大起大落，胰脏的负担随之增加，很自然地会导致增加患糖尿病的风险或加剧已有的糖尿病病情。

血糖水平重复地大起大落，还有机会导致以下问题：

· 间接形成肥胖，而肥胖又与胰岛素阻抗性有关联，继而加速糖尿病的
　形成；

· 形成脂肪肝；

· 胆固醇上升；

· 或会导致血液中的胰岛素基数长期偏高，继而搞乱了身体内在已具有
　的胰岛素类同生长因子（Insulin-like growth hormone）的生理周
　期，因而可能增加患上癌症的风险。

传统熟食如何引起糖尿病？

熟食原来是消化的负担！

　　植物性蛋白质比动物蛋白质较易消化，蔬果食材给身体带来的消化
负荷明显比肉类少，所以算得上较健康。但依据我们一向的饮食习惯，
我们都会把蔬果食材煮了才吃，但这种煮熟吃还算不上最理想。有学者
指出，身体的白细胞（防御系统兼发炎指标）会于我们吃下一餐完全煮
熟的食物后升高（digestive leukocytosis）。这意味着当我们吃下完
全煮熟了的纤维时，对身体来说是一种负荷，身体需要预先付出一定的
能量去消化才能吸收食物中的营养。这种还未有营养进账前就要先付出
能量的情况及沉重的消化负荷于肉食中就更为严重。

　　胰脏是消化器官，除了胰岛素，它还负责分泌各种消化酶素。所以，
针对糖尿病来说，生食蔬果除了本身比煮熟的容易消化外，同时亦保存
了蔬菜水果里的天然酵素，有助于减轻我们消化系统的负荷，特别是胰
脏消化酵素及胰岛素的分泌，亦有助于预防或减轻糖尿病。

熟食原来就是缺乏维生素C、促进致癌物产生的原因！

　　肉食中附带的亚硝酸胺（Nitrosamine）不但毒害胰岛素分泌细胞引起
糖尿病，而且是致癌物质。不过，庆幸的是，有研究指出，维生素C（Ascorbic
acid）可以有效地降低或防止亚硝酸胺在体内的产生。只是，维生素C是不
耐热维生素，再好的蔬果食材，若是完全煮熟来吃，也会完全流失。所以尽
量生食蔬菜果类食物，才能让身体有机会吸收足够的维生素C。

另外，维生素 C 还对预防或减轻糖尿病并发症有很重要的作用（请参阅本章有关免疫系统、皮肤病的文章）。

▶ **Q1: 糖尿病人是否不适合吃水果？**

A: 本书第三章第五小节"病中的你怎样素食"有详细及实用的资料。

▶ **Q2: 糖尿病人素食后就能改善病情？**

A: 经验中，糖尿病患者开始素食，是向健康迈进的第一步，糖尿病病情可能开始有少许好转。若再进一步配合舍弃白米饭、面包、甜品之类，病情控制会再更上一层楼。而之后成绩就似乎到了一个平台，与最理想的目标好像永远还有些距离，但却感觉已尽了力。究竟可以做的是否已到了尽头？究竟还欠缺些什么？

原来还欠缺的就是尽量生食蔬果食材这一步！

有很多有着显著结果的临床研究亦不约而同地指出通过结合全素食、食整全食物及食生的饮食方式，能有效地帮助病人改善糖尿病病情，甚至可使糖尿病痊愈；也能同时帮助减轻超标的体重；亦能在血压及胆固醇方面得到明显的改善。

有朋友告知，出家人自己都留意到，因为没有食肉，他们当中患上冠心病、癌症的人不太普遍，但唯独患糖尿病的人数不少。我相信这与出家人虽已长期素食，但却仍然离不开多吃白米、白面及完全熟食的习惯有关。

第二高：血压高

形成血压高的累积性因素

- 血管欠缺张力（血管硬化）
- 血液黏滞性高（viscosity）
- 血浆量增加（plasma volume）

长期控制不善的血压高可能引起的并发症

- 出血性脑卒中
- 心脏衰竭
- 视网膜损毁以致眼盲
- 肾衰竭
- 主动脉血管瘤的形成及破裂等

你知道吃药不能真正根治高血压吗？

降血压的药物通过其去水功能（去水药）、β‑Blocker 减慢心跳及心脏收缩力，以及 Alpha‑Blocker 阻缓自主神经系统对血管的控制，使血管放松或利用 ACEI 降低 AngiotensinII 水平来保持血管持续放松，以达到降低血管压力的效果。

药物可控制病情，但严格来说，药物所左右的，只是在于蒙蔽身体对外来刺激的本能反应，其实并没有真正解决发病的原因。而且服药还要承受药物所附带的副作用。

你容易患高血压吗？

患高血压风险高的人（倾向血管硬化和血液黏滞性高）	血压高低风险的人
日常吃太多肉食及奶类食物，摄入过多动物脂肪及胆固醇	饮食以植物为主或素食
日常吃太多精制食品（太甜、太咸、油炸、汽水、咖啡、酒）	多吃天然、原状、未加工的整全食物
日常摄入过多盐分（特别是人工精制的餐桌盐）	吃得较清淡、选用品质好的盐

肉食如何使你血液变黏、血管硬化，然后形成高血压？

血液的黏滞性：动物性脂肪所含有的胆固醇和饱和脂肪会使血液的黏滞性提高。

血管硬化：动物性脂肪所含有的坏胆固醇（LDL）倾向沉淀于血管内壁，造成动脉粥样硬化症（artherosclerosis），使血管壁变厚变硬，继而失去弹性。

两者相加：增加了血管的压力，继而提高血压。心脏亦因要长期面对较大的血管阻力而增加了负荷，埋下了患心脏衰竭的隐忧。

精制加工食品含有的什么成分会增加血管压力，形成血压高？

甘油三酯：直接导致动脉粥样化，硬化血管。

高钠：高钠的饮食（特别是来自餐桌盐的）会增加血浆量（plasma volume），导致心脏本能地要加强收缩力输出血液，因而增加血管压力。

高升糖指数：精制加工食品通通会造成高升糖指数。人体一时间吸收了过多的糖分，多余的能量就会被转化为甘油三酯。伴随的肥胖、缺乏运动、吸烟、过量饮酒等因素进一步提高甘油三酯水平，促进动脉粥样化、血管硬化、欠缺张力，加把劲把血压提高！

反式脂肪：来自油炸的加工食品，促进动脉粥样硬化，硬化血管。

咖啡、汽水、茶、酒：汽水含精炼白糖，升糖指数高，促进动脉粥样化和血管硬化；咖啡因使身体进入亢奋状态，促进提高血管压力。它们都有利尿作用，间接使身体缺水，促进血液黏滞性的提高，促进血压高的形成。

为何高盐饮食是导致高血压的主要危险因素？

盐（钠）是水溶性的，它的化学特性是吸引及紧扣水分子，所以高盐饮食会直接降低肾脏的排水能力，水分难以排出体外而在体内滞留，形成水肿及提高心脏与脉搏的收缩压力，于是增加血压及增加心脏负担。有很多的实验和观察研究已经证实摄入过量钠会令血压水平上升。

餐桌盐是对身体最坏的盐？

天然的盐（如海盐、岩盐）含有矿物质，适量地食用是身体需要的。但是，价钱较便宜的人工制餐桌盐（实为精制食品），是可无限量制造的食用化学品。同时在制造过程中，所有矿物质会被抽取却又额外加入了一种添加剂，以防止餐桌盐吸收空气中的水分而在储存期或未被食用前凝结成块状。

食用了含有这些化学特质的餐桌盐后，会使水分更难以经肾脏排出体外，导致更持久地增加血浆量、形成水肿及进一步提升血压。

你何时会吃进餐桌盐？

咸味的加工、即食、包装食品、炸薯条薯片之类、外出用膳等，都是吃进餐桌盐的时候！日常生活里，我们普遍就在不知不觉中吸取了过多而又有害健康的人工制盐分却懵然不知。

▶ Q1: 怎样可以健康地食盐?

A:（1）告诉自己要尽量吃淡些。

（2）只要细心想想，损害身体的餐桌盐，本身已是人工制的精制食品，而它的吸收，原来又正是与各式千奇百怪的人工精制食物有密切关系。所以，食得天然、食得整全甚至尽量食生的概念自然可大派用场，协助你吃得较健康。这也正是"吃得好"方案背后的精要。

（3）减少出外用膳。

▶ Q2: 如何找"好盐"吃?

A: 天然盐的种类主要分为海盐和岩盐两种。盐的牌子有很多，价格不一。只要是天然的盐、没有漂白过、不是人工制的化学盐（Table salt）便可。

第三高：胆固醇高

抽血化验出的胆固醇总含量是由以下三种物质组成：

胆固醇成分	特质	来源
1. 低密度脂蛋白胆固醇（LDL）	是"坏"胆固醇。 LDL 倾向沉淀于血管内壁，使血管壁变厚变硬继而失去弹性。这现象称为动脉粥样硬化（Atherosclerosis），时间久了就形成动脉阻塞，是引发心脏病、脑卒中、血压高及其他血管闭塞或动脉血管瘤破裂的主要原因	1. 从肉类、海鲜和蛋奶制品而来的胆固醇 2. 动物性食物含一定的饱和脂肪，消化后会刺激肝脏制造更多的胆固醇 3. 吃下的反式脂肪会提高 LDL 水平 ★ 植物并没有 LDL

胆固醇成分	特质	来源
2. 高密度脂蛋白（HDL）	是"好"胆固醇 因为它有助于从动脉去除 LDL 维持一个适当的 HDL 水平，可以防止以上提及的动脉血管病	－ 不饱和脂肪是身体制作 HDL 的原料，完全来自植物 － 家禽肉类、海鲜和奶制品并没有 HDL 提供 ★ 反式脂肪会降低 HDL 的水平
3. 甘油三酯（Triglyceride）	能直接引起动脉粥样硬化，是"坏"胆固醇之一 对健康的威胁与 LDL 相同	－ 从饮食中吸收了过多糖分，用不着的会被转化为甘油三酯 － 肥胖、缺乏运动、吸烟、过量饮酒也会因甘油三酯水平提高而导致整体的胆固醇水平升高

反式脂肪小知识

如果你喜欢吃肉，又喜欢吃精制加工食品，那就一定会吃下有害的反式脂肪了！

反式脂肪有以下两大来源：

天然的反式脂肪：

肉类，包括牛肉、羊肉及肉类产品例如牛奶和乳脂，都含有少量的反式脂肪。

人工反式脂肪：

主要来自工业化生产的氢化植物脂肪。由于经过氢化改造的脂肪不易坏、熔点较高、化学状态稳定，所以方便大量储存以及大大降低成本。再加上用此等改造脂肪为材料所做出的食物口感不肥腻，所以在加工或包装食物、烘焙食品、油炸快餐食品行业中得以广泛使用，也甚获大众消费者欢迎。

食品包装上的成分表中若有"部分氢化油"的字样，就是它了！天然的植物脂肪本是有益的，罪魁祸首是工业化的氢化过程！

为何要对反式脂肪如此惊恐？

进食反式脂肪会促进全身性炎症、提高血液中 LDL（坏胆固醇）、降低 HDL（好胆固醇）及增加甘油三酯（坏胆固醇）水平，大大提高冠状动脉心脏病和脑卒中的发病率，是全球主要死亡风险元凶之一。

再加上，通常含反式脂肪的食物，都是经人工精制、包装之食物，又多是快餐、汉堡包之类，是升糖指数高的劣质食物，所以，它也间接增加了二型糖尿病的风险。

2013 年 11 月，美国食品和药物管理局（FDA）初步认定，部分氢化油不再公认为安全（GRAS）的人类食品。

▶ Q1: 不吃肉，改吃海鲜是否更健康？能降低胆固醇？

A: 某些海鲜例如虾、章鱼等，其所含的胆固醇成分其实比一般家禽类还高。其次是，一些鱼类、螃蟹、蚌类的海鲜，可带有寄生虫及甲型肝炎之风险。人工繁殖的海鲜，所含有的激素、药物残留，并不比家禽类少。单凭这些，海鲜并不是较健康的肉食代替品。

参考了一些由专业营养师所提供的食物胆固醇表，可见蛋黄和动物内脏的胆固醇含量特别高。一般被统称为白肉的鸡肉和鱼类中含有的胆固醇与被统称为红肉的瘦牛肉、羊肉和猪肉等所含的相比，其实不会相差太多。至于虾类、鱿鱼所含的胆固醇，也与蛋黄和动物内脏所含的差不多。

▶ Q2: 他是"食肉兽"，为何没有高胆固醇病？

A: "好"胆固醇 HDL 亦能通过肝脏自行制造出来，所以我们与生俱来的基因亦在背后默默地影响着我们清除体内"坏"胆固醇 LDL 的能力。可能你也曾留意到别人吃很多高胆固醇食物也未曾"出事"，而自己却吃得很少就已患上高胆固醇病。这就是先天基因的分别，也能解释为遗传性高胆固醇。

▶ Q3: 不吃肉，如何吸收脂肪蛋白质呢？

A: 请参阅本书第三章"素食基本问与答"小节。

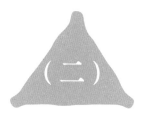

血管病

脑卒中与心脏病

	脑卒中	心脏病
原因	大部分为脑部血管闭塞（缺血性）脑卒中 小部分为爆血管（流血性）脑卒中	心脏血管闭塞
严重性	· 脑卒中是香港地区继癌症、心脏病及呼吸系统病后的第四号杀手，亦是成年人残障的主要原因之一 · 患者常会出现瘫痪、失去知觉、语言障碍、记忆力与思考能力受损等症状，严重的甚至会死亡 · 脑卒中后因肢体机能残障而影响工作及自我照顾能力，亦有较大概率因各种并发症重复住院	· 心脏病是香港地区继癌症后的第二号杀手 · 心脏血管闭塞引发心脏衰竭、脑卒中甚至特发性死亡

　　*缺血性脑卒中及心脏血管闭塞，皆源于血管硬化及胆固醇沉淀于血管内壁所引起的血管闭塞。根源皆与前文讲述的血压高和胆固醇高的原因大致相同。

你容易脑卒中吗？

高危族	低风险人士
患有三高（血压高、胆固醇高、糖尿病）	没有三高
患有心脏病	没有心脏病
饮食中多摄取动物性饱和脂肪、胆固醇和反式脂肪	选择健康全素食、天然整全食物之人士
缺乏体力活动	多运动
肥胖	标准体重
过度饮酒和吸烟	不烟酒
家族史	有家族史也可凭自己努力降低风险（见本章"其他病症"小节）

▶ Q: 我要怎样"吃得好"才能预防脑卒中及心脏病？

A: 既然脑卒中与心脏病也是由血管硬化及胆固醇沉淀于血管内壁而闭塞血管所引起的，所以预防措施亦与预防血压高、胆固醇高及糖尿病的相同：一切从健康素食开始。

除了饮食，还要改善以上所列的提升患病风险的个人活动环境因素。

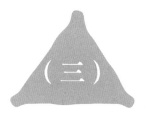

消化系统疾病

胃气胀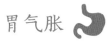

胃气胀的形成

经常遇到病人经常性胃痛、胃气胀、吃了东西后感觉胃部被顶住。验了血、做过胃镜和超声波，却全部都正常，那为何他们依然每天胃痛、胃气胀，影响进食呢？我将之归纳为：功能性胃痛或胃气胀。意思是指，肠胃并没有病变，但却不能正常运作，是亚健康的一种。元凶往往是我们积累的吃进的难以消化或根本消化不了的食物。当食物不能被完全消化时，便会在肠道里发酵。发酵过程中会出现：

细菌数量倍增 → 释放大量气体 → 刺激肠胃黏膜 → 影响肠胃蠕动 →引起胀痛、腹绞痛、放臭屁等症状。

	胃气胀原因	减少胃气胀行动
你每天吃了多少难以消化的食物？	日常饮食中，以下都是难以消化及分解的食物： ·肉类脂肪 ·肉类蛋白质 ·煎炸多油的肉类或蔬果菜式 ·质量差的食油 ·蔬果完全煮熟来吃，比生食的较难消化 这些未能被完全消化的食物就会在肠道里发酵，引起上述提及的恶性反应	全素食配合 尽量生食 不吃油炸物

胃气胀原因		减少胃气胀行动
你每天吃了多少根本消化不了的食物？	最典型又最不为人注意的，就是牛奶及奶类食品（包括奶酪）。牛奶及奶类食品中的糖分是乳糖（lactose），需要乳糖酵素（lactase）来分解消化。人类（尤其东方人），体内普遍欠缺乳糖酵素。当我们吃下牛奶或奶类食品时，肠胃根本无法完全消化和分解其中所含有的乳糖成分。这些乳糖于是成为了肠道细菌的食物，在肠里造成了发酵的效果，引起各种胀痛不适	全素食
你每天吃了多少白米饭、面包、白面条、饼干、薄饼、糕点等食物？	这些去了壳的谷物（精制食品），因为没有了天然的壳，缺乏纤维，会减慢肠胃的蠕动，助长胃气胀的形成（精制谷物升糖指数高，对胰脏造成压力，也增加患糖尿病的风险）	吃整全食物
你每天饮用了多少茶（包括中西式，或港式奶茶）、咖啡、酒精？	长期饮用可能会令肠胃黏膜的绒毛萎缩、削弱消化能力，慢慢形成胃炎、溃疡。食物不能完全消化，便在肠里发酵，形成胃胀。另外，咖啡因又可导致幽门松弛，继而引发胃酸倒流	避免茶、咖啡、酒精
你每天吃了多少非有机但会连皮吃的水果（如草莓、桃、提子、梅等）？	一些大多会连皮吃的水果，如不是有机种植的，都含有难以洗净或根本已经渗透入果肉的防腐剂、杀虫剂，吃了可能会影响正常的肠胃消化	避免这些食物，支持有机种植
你有抽烟吗？	抽烟是导致胃溃疡的重要原因，而溃疡当然会削弱消化能力	立即戒烟

▶ Q1: 你知道其实吃糙米、多谷米、豆类并不会产生胃气
　　　 胀吗?

A: 吃糙米、多谷米及豆类都是健康的。但有些人却抱怨吃了后胃气胀。
原因可能和没有把这些食材充分浸水及滤水后再煮有关。详情请参
阅第四章。

▶ Q2: 幽门螺旋杆菌是从什么途径得来的? 会传染吗?

A: 幽门螺旋杆菌的传染途径至今尚无定论,但专家相信,其很可能是
经由口腔吃下带有幽门螺旋杆菌的食物而感染。社区环境脏乱、水
源不清洁、一同居住的家人不讲卫生、食物预备不洁不当等因素,
都会增加感染幽门螺旋杆菌的机会。
我们发现患上胃溃疡、十二指肠溃疡、慢性胃炎以及胃癌的病人,
多数同时间患有幽门螺旋杆菌。幽门螺旋杆菌与溃疡和胃癌的联系,
可能与基因、血型有关。另外,幽门螺旋杆菌的存在也许会引起消
化不良。
专家建议,多吃含维生素C的食物,即多吃水果和蔬菜(生食时可
保全较多的维生素C),有助于防止感染幽门螺旋杆菌。

▶ Q3: 可以长期吃胃药吗?

A: 胃酸除了消化食物外,还有助于消灭附在食物中的细菌,可算是消
化系统的第一道防线。当有胃溃疡时,胃药可协助中和胃酸,好让
溃疡容易痊愈。虽然一般的胃药都没有很大或明显的副作用,不过,
假如没有胃溃疡或在溃疡痊愈后仍然长期依赖服用胃药的话,便会
形成一种长期抑制胃酸的情况,除了食物得不到全面的消化,亦犹
如把消化系统的第一道防线取消一样。
长久持续的胃气胀或胃痛,若经过检查后并没有什么异常,都属于
功能性胃病,成因及预防方法上文已有解释。长期服用胃药并不能
彻底解决导致功能性胃病的原因,要做的应该是好好检讨自己的饮
食,从根源着手改善。

▶ Q4: 胃酸倒流又如何？

A: 所有能促进胃气胀的成因，都能同时增加胃酸倒流出现的机会，以上的降低风险行动全部适用！

▶ Q5: 如患有胃溃疡，可以怎样促进痊愈？

A: 吃医生配方的特效胃药，实行以上所有可化解胃气胀的饮食改善行动，还在抽烟的要戒烟，同时尽量从生食蔬菜、瓜果、水果中吸收维生素C来促进胃黏膜伤口的痊愈。

胃癌

你有胃癌风险吗？

胃癌风险成因	减少风险行动
幽门螺旋杆菌感染	1. 以医生处方抗生素医治幽门螺旋杆菌感染 2. 多吃含维生素C的食物，即蔬菜水果（生食时可保全较多的维生素C），有助于防止感染幽门螺旋杆菌
吸烟	戒烟
肉食	全素食
腌制、熏制、过咸的食物	吃整全食物，避免所有加工食物
肥胖（间接通过胃酸倒流增加风险）	1. 避免形成胃气胀的各种因素 2. 实行健康素食方程式 + 多运动，有助于维持理想体重
遗传（罕有）	有家族史也可凭自己努力降低风险（见本章"其他病症"）

胆结石

胆汁成分	比例	性质溶解	性质沉淀
水	85%	+	
胆盐	10%	++	
脂肪	1%		+
胆固醇	1%		+
黏液、胆色素	3%		+

其中，胆盐的功能最为重要，包括：
1. 乳化食物中的油脂成分，促进油脂的消化和吸收
2. 维持胆汁成分在液体状态，以免出现沉淀
若各成分的比例失去平衡→胆汁浓度升高→易于产生沉淀→演变成胆结石
胆结石的形成与我们的饮食习惯息息相关。你吃什么、怎样吃，都同样重要

一直以来，医学界观察到患胆结石的人士以中年、肥胖、女性及白种人居多。但在如今这个以西式快餐和精制食物为主导的年代里，患胆结石的人已经不再论人种、性别及年龄了。三十多岁患胆结石的大有人在。

胆结石形成的风险

胆结石形成的风险	注解	胆汁浓度*	减少胆结石形成行动
过多肉食 多食煎炸食物 多油的煮食	增加了胆汁中脂肪和胆固醇的成分比例 胆盐在胆汁中所占的比例亦相继减少	提高	·全素食 ·不吃油炸食物 ·少油煮食（可用水煮代替）
摄取过多糖分 例如在第一章所举例的：白糖、白米饭、面包、欠缺纤维的淀粉质、汽水、包装饮料等	经常进食升糖值高的食物，一时应用不了的糖分会间接增加胆固醇比例	提高	·整全食物 吃未去壳之谷物如糙米、红米、藜麦；各种新鲜原状的蔬菜瓜果水果

胆结石形成的风险	注解	胆汁浓度*	减少胆结石形成行动
经常吃过饱	加速胆盐的消耗	提高	· 不吃过饱 · 一天中进食最多的应该是午餐而不是晚餐 · 不暴饮暴食 · 少食多餐
习惯在晚餐进食最多，违反人体的生理规律	胆盐的分泌高峰期在中午的时段，早上和晚间都是较少的 如果习惯在晚餐进食最多，很容易造成没有足够胆的盐用以消化	提高	
欠缺水分	饮水量少或经常食用含有利尿作用的饮料，例如啤酒、咖啡、红茶、苏打水等，都会过度消耗身体的水分，间接造成脱水	提高	· 避免脱水 · 每天饮足够好水（请参阅第四章"重拾健康，食物不是唯一"篇）
长期饮食不全面 例如长期实行一些不全面或速效的瘦身餐单	食物含有的脂肪，会刺激胆囊收缩分泌胆汁配合消化。如果脂肪的吸收长期是零或过少，胆囊欠缺刺激收缩，会令胆汁滞留	增加沉淀机会	· 全素食 人体需要脂肪，但不是有害的动物性脂肪，而是植物性不饱和脂肪（请参阅第三章"素食基本问与答"篇） · 不吃避孕药（请参阅本章"生殖器官疾病"篇）
长期从食物或药物中吸收额外的雌激素，来源： · 肉食、动物产品（如牛奶、芝士、牛油等） · 长期服用雌激素（如避孕药）	额外的雌激素会导致胆汁中的胆固醇成分增加，同时降低胆囊的收缩功能 * 怀孕会天然地增加雌激素	提高	

* 胆汁的浓度提高，就是胆结石形成的主要诱因。

▶Q1: 超声波照出胆囊有沉淀物（gallbladders ludge），
　　怎么办好呢？

A: 这些沉淀物，可以是胆结石的前身，也有可能会是一些过剩的胆固醇结晶体沉淀附在胆囊壁上引起的视觉效果。由于并不是胆结石，不需要动手术。但你可以开始改善不良的饮食习惯，防止胆汁浓度过高，有助于阻止沉淀物发展成胆结石。如果良好的饮食习惯能够持续，胆汁成分平衡并保持浓度适中的话，沉淀物是有机会散去的。

▶Q2: 得了胆结石，怎样好呢？

A: 得了胆结石，你的外科专科医生会对你作出适当的评估来建议你是否需要做手术。

假如医生建议可暂时观察已存在的胆结石	假如医生建议做手术割胆
可参考上文所建议的去改善个人的饮食习惯，保持胆汁浓度适中，有助于防止胆结石越积越大或越积越多，尽量减少并发症（例如胆绞痛、胆发炎、胆管石、胆管炎、胰腺炎）的出现。	那代表你有相当的并发症风险，接受手术会比较安全。

▶Q3: 割胆后，胆囊都没有了，是否代表可放纵饮食？

A: 不！胆囊割了，更要小心饮食。最好少食多餐，避免暴饮暴食，避免大鱼大肉，避免进食高脂肪、高胆固醇和高糖分的食物。一来为了适应割胆后的身体变化（请参见P78），二来我们仍需要通过健康的饮食习惯，维持胆汁成分浓度平衡，否则日后可能会患上肝结石或胆总管结石。

▶ Q4: 肝也会长结石？

A: 对，吃了鱼皮上附着的一种寄生虫，后者通过寄居于胆管内引起重复性的胆管炎，若再加上胆汁浓度高，便埋下了罹患肝结石的风险。

有没有天然的方法可排走胆结石？

　　肝胆冲洗养生法（Gall bladder and liver flush），是属于自然疗法的一种。由于所需步骤并不复杂，而且材料简单便宜，可自行在家进行，该方法在欧美颇为流行并被广泛接受。

　　肝胆冲洗养生法主要是通过在空腹时一口气喝下由初榨橄榄油混合鲜榨及去肉而成的西柚汁配方，用以刺激胆囊收缩和加快胆汁流速，令存在于胆囊和胆道中的沉淀物或结石被冲洗出来。以我的理解，肝胆冲洗养生法过程所需的材料及其原理作用如下：

材料	材料效用原理	购买地点	大约所需的分量
1.苹果汁（以鲜榨为佳）	含有苹果酸，软化胆结石和放松胆管。在正式喝下橄榄油西柚汁混合配方之前，连续6天趁空肚时喝下，作为事前预备，提高冲洗法成效	街市超市	饮下橄榄油西柚汁混合配方之前6天内，分段在空腹时饮用共1升
2.泻盐	在正式喝下橄榄油西柚汁混合配方之前，先帮助排便，清洗大肠。之后，促进从肝胆冲洗出来的沉淀物和结石实时经由大便排出 泻盐也有松弛胆管的作用	任何药房	共需4汤匙泻盐的分量

材料	材料效用原理	购买地点	大约所需的分量
3. 初榨橄榄油（主角）	刺激胆囊收缩和加快胆汁流速，令存在于胆囊和胆道中的沉淀物或结石被冲洗出来	超市	约 120 毫升
4. 西柚汁	作调味用，令橄榄油易于入口	街市超市	约 2 个西柚

　　我留意到在互联网上有很多稍有不同或被翻译了的相似版本，也有经商业包装后成了价格不菲的精美包装产品，或以疗程的形式推荐给消费者的，林林总总，确实会让初接触人士（包括我以前）感到困惑。

　　翻阅过很多类同的资料后，我找到了一个我个人认为是最标准实用的版本（由 Andreas Moritz 著作的书：*The amazing Liver and Gallbladder Flush, Chapter 4.*），自己有根据所记载的流程步骤在家实践过，也有推荐给身边有兴趣了解这课题的朋友参考。做法可以很简单：从街市、超市自购材料，然后找个空闲的周末在家轻松操作。

▶ Q1: 冲洗法有反效果副作用吗？

A: 一次，一位病人因胆黄入了院。原来她刚刚自己找资料，自行在家做了冲洗法，有胆结石冲出了胆管，但却在胆管里塞着，结果引起胆黄，需要做胆管镜清除胆管石。

　　有胆结石冲出、但却于胆管中塞着是可想而知的潜在风险。胆结石的大小、是否严格按冲洗流程操作、个人的身体状况等，都是潜在的风险。

▶ Q2: 冲洗法适用于所有胆结石吗？

A: 假如是一些很复杂、很大，甚至已出现并发症的胆结石，单靠冲洗法已为时已晚。此时，手术是你需要的第一线治疗。手术后，再适量地进行冲洗法，可作养生。

▶ Q3: 有没有病人做了冲洗法后胆结石由有变无？

A: 在自然疗法及养生书籍中有成功例子的记载，但本人却未真正遇到过病人成功地将胆结石由有变无。

▶ Q4: 冲洗法是否只有肝胆受惠？

A: 见过有人做了冲洗法后胆固醇降低了，长期的关节痛症舒缓了，排便难得来一次"大清洗"，身体浮肿、肚胀消失了。

割完胆后的身体变化

变化	问题	对应方法
1. 肝脏制造出来的胆汁，欠缺储存的地方。	空肚时胆汁也会连续性地流入肠道，刺激蠕动，可形成轻泻	少食多餐，加上身体的自然调整，有助于缓减不良情况的出现
2. 身体没有后备胆汁来消化由放纵饮食而来的额外脂肪	过多脂肪得不到妥善的消化就直接排到大肠，会令大便次数增多。有时甚至会看见大便后马桶水有油脂浮面	

肝——肝脏的保养

你是否为以下人士？

- 患有乙、丙型肝炎带菌（Hepatitis B, Hepatitis C carrier）
- 肝硬化（Cirrhosis）
- 黄疸病（Jaundice）
- 肝癌（Liver tumour）
- 处于接受肝脏手术前后
- 脂肪肝
- 肝囊肿（Liver cyst）
- 肝脏血管瘤（Liver haemangioma）

你是否想问：

我可怎样帮助自己保养肝脏呢？我应该吃什么？不应该吃什么呢？

答：要保养肝脏，唯一可做的就是尽量从减轻肝脏的工作负荷方面
　　开始着手。

肝脏的工作主要分两大类：

	肝脏的分解毒素功能	肝脏的储存及生产功能
1	分解从食物或饮料而来的有毒物质，例如酒精、各种化学剂、防腐剂、色素等	生产及储存氨基酸、蛋白质、碳水化合物和脂肪；储存维生素、铁质
2	分解我们吃下的药物。毒素会经由胆汁或尿液排出	生产胆汁，消化食物时用来乳化食物中的油脂成分
3	分解氨（ammonia），将其转化成尿素（Urea），再由尿液排出	生产指定激素来平衡血压；生产凝血因子和血小板生成素，使在流血时血液可自行凝固止血

你的肝脏要面对的解毒负荷重吗？

解毒负荷	来源	减轻负荷行动
1. 氨	肉食是氨的主要来源 1. 用以处理及保存肉食 2. 是消化肉食后的新陈代谢废物 　消化肉类蛋白时产生的氨（氮化合物之一），会被输送到肝脏进行分解，成为尿素，再随尿液排出 当肾脏衰竭时 氨及其他新陈代谢废物排不走滞留体内，增加肝脏分解毒素的负荷。超出负荷时，就变成氨中毒，影响脑功能，令人失去神志甚至昏迷 当上消化道有大量流血时 例如胃、十二指肠或食道血管曲张流血时，消化道里突如其来的血液被细菌分解后释放出大量氨。肝脏不胜负荷时便会出现氨中毒及昏迷 吸烟：会提高氨水平	选择全素食 ★ 不吸烟 ★★
2. 酒精	酒精饮品	不喝酒精类饮品
3. 各种化学剂	人工精制即食包装食物、饮品	吃整全食物 不吃加工食物
4. 药物	常吃肉食、精制食物、熟食引发多种慢性病、癌症，导致必须依赖多种药物，增加肝的分解负荷	全素食＋吃整全食物＋尽量食生 ★★★

* 全素食对减轻肝负荷的贡献：
  a. 人体能更有效地运用由植物蛋白所提供的氮。消化植物蛋白而产生的氨的水平没有消化肉类蛋白的高。
  b. 结合选择吃全素及整全食物可帮助降低身体的酸性，维持肾脏本身的健康，减轻因为肾功能欠佳而增加的肝脏分解排毒负担。
  c. 一些患有严重肝硬化而出现神志不清的人士，其神志清醒程度能凭借完全素食得到改善。

** 戒烟可降低氨的水平，也能避免胃溃疡的形成。长期饮用酒、咖啡、茶，可促成胃溃疡。加上茶叶中的残余农药，一起威胁肝脏健康，建议戒饮。

*** 通过健康素食方程式，增加吸收不耐热维生素 C，强化免疫系统，降低血压高、糖尿病、心脏病、多种肠胃皮肤过敏症、频患感冒等慢性病的风险，因而减少对药物的依赖，善待肝脏。

储存负荷	来源	减轻负荷行动
吸收过多脂肪	肉类食品	选择全素食
吸收过多糖分	惯性进食升糖值高的各种精制食物，包括主流的白米饭、白面包、白面条等	吃整全食物 不吃加工食物

结论

在肝脏保养这个大课题里，吃全素、吃整全食物及尽量把食材生食（Raw，Vegan and Whole food）这三项原则组成的健康素食方程式，原来也是完全用得上的！

▶ Q: 既然肝癌主要是乙、丙型肝炎带菌引起，"吃得好"又有什么用？

A: 虽则乙、丙肝炎带菌的事实不能逆转，但"吃得好"可提高你的免疫力，有助于降低肝炎病毒对肝细胞基因变异的影响。而且，"吃得好"的同时会减轻肝脏的整体负荷，有助于压抑肝炎病毒的活跃性，绝对有助你的康复。

肝囊肿和血管瘤小知识

两者都是良性的。除了因寄生虫引起的肝囊肿外，一般的肝囊肿成因不确定。血管瘤则是因为位于肝脏的血管局部性增生而形成的，其原因也是不确定的。庆幸的是，它们并不是癌症，可以静观其存。只有很少数的肝囊肿和血管瘤会罕见地发展成很巨型的体积而需要考虑手术割除，来纾缓因大体积而造成的压迫及排除可能潜在的病变细胞。

与其他肝病人士一样，保养就是从各方面减轻肝的工作负荷。

脂肪肝小知识

你知道吗，原来脂肪肝是病态肝！

在脂肪肝里，肝细胞里的脂肪成分过多，导致肝细胞的形态不正常。肝酵素升高，代表了肝细胞部分受到破坏。有少数的脂肪肝可能会演变为肝硬化，因而增加患上肝癌的风险。做肝胆手术如遇到脂肪肝时，因肝脏脂肪比例高，导致肝脏质地脆弱，通常较容易流血，所以手术风险也较高。

你容易患脂肪肝吗？

脂肪肝高风险人士	低风险人士
1. 酗酒	不饮酒
2. 进食过多肉类，直接吸收过多脂肪	
3. 经常性地进食升糖指数高的精制食物，例如汽水、各类白糖成分高的糕点甜品、白米饭、白面包、白面条、白意粉等缺乏纤维的碳水化合物。一时之间用不着的多余糖分会被身体转为脂肪而聚积在体内	实行全素食，配以选吃整全食物的人士

鹅肝真的很美味吗？！

脂肪肝是病态的肝。很多人喜爱的鹅肝其实就是鹅的脂肪肝，你认为健康吗？使鹅长出脂肪肝的喂饲方式亦是我不愿意看见的。

胰脏（1）——胰腺炎（*Acute Pancreatitis*）

你容易患上胰腺炎吗？

胰腺炎形成诱因	注解	降低胰腺炎风险的行动
1. 胆结石	胰脏的分泌管与胆管在末端的位置上是相通的。胆囊里如有胆结石或沉淀的沙子，有可能由胆囊掉出胆管造成阻塞，导致胰脏的消化酵素分泌受阻而回流胰脏自我消化，形成胰腺炎。这是引起胰腺炎的最常见原因	1. 实行健康饮食方式，减少及预防胆结石 2. 实行健康饮食方式，降低及预防高胆固醇 3. 戒酒 强调：单凭 1~3 项，已可预防多达九成以上的胰腺炎
2. 高胆固醇 3. 烟酒	分别是引起胰腺炎的第二及第三常见原因	
4. 免疫系统病	4~6 是较少见的原因	预防免疫系统病、增强免疫系统能力（详情请参阅后文"免疫系统疾病"篇及"呼吸系统疾病"篇）
5. 某些药物的副作用		身体健康的话，又何需服用任何药物呢？ 那么由药物引起的副作用又是怎样影响我们的呢
6. 某些遗传病，如囊性纤维化（cysticfibrosis）	1~6 的共同点都是因影响胰脏的分泌质量及阻塞胰脏管的畅通度而导致发炎	健康素食有助于降低多个器官的不正常分泌量或分泌物的浓度 虽然身体硬件的结构已成定局，但只要肯积极为自己打点饮食，对康复一定会有相当程度的帮助

一个令人难以置信但却真实的案例……

一个壮年男士，急性胰腺炎入院，本是自己步行入病房，但最后却是躺着被送到太平间！

也有较幸运的结局：没有被送到太平间，不过却留院三个月才能康复出院。出院时的面相身形和之前的相比，简直判若两人。

这些结局并不罕见，因为，胰腺炎确实是有一定程度的并发症及死亡率，不可轻视。我常向病人说："你能出院，算是很幸运的了！"……"有幸病愈，就像是给了你'第二次的生命机会'一样，你要珍惜，下定决心改变你原来不当的饮食生活习惯啊！"

胰脏（2）——胰腺癌

胰脏是位于身体最中间、最深处的消化系统，负责分泌消化酵素和胰岛素。

胰脏位置深藏，若是生肿瘤，通常难以察觉，等察觉到时往往已到晚期，生存率低。在发现癌症时，还有条件通过做手术把肿瘤切除的病人只有少数，可切除率约占整体的 15% 至 20%。

不过，就算肿瘤可切除，病人也要付出很大的代价来换取康复。因为，此项手术是一项需时七小时或以上复杂的大手术，存在一定风险，完全康复期也比一般简单的手术长。术后五年生存率一般比其他癌症的术后五年生存率偏低。

总而言之，胰腺癌是一种前景并不乐观的癌症。

你容易患胰腺癌吗？

与其他部位的癌症一样，患胰腺癌的原因是多方面因素长期积累而来的，饮食是其中值得关注的一项。

高风险	较低风险
多肉食或从动物性食物摄入过多饱和脂肪的人；红肉饮食更加明显地增加男性胰脏癌的风险	多吃纤维、水果和蔬菜的人
惯性进食过多高升糖指数的碳水化合物	多吃整全食物和尽量生食有保护作
有胰岛素阻抵抗性、糖尿病人士	

大肠（1）——便秘

每天都大便正常吗？

应诊多年，我察觉到有很多病人因每天大便次数多于一次，或每逢餐后都有便意而求诊，忧虑是否是癌症的先兆。相反，很少人会因为两三天或数天才大便一次而忧虑求诊。这反映出一般人都把两天或数天才大便一次这样稀疏的大便频率理解成是"正常的习惯"。

从生理学角度来看，每当吃进食物时，自然的消化过程会带动肠道蠕动，肠道的蠕动带来便意实属正常。所以餐后如厕并不是病态，而是很正常不过的生理反应，又何需担忧呢？假如你能做到每餐后都如厕，你的肠道一定比任何人都健康。现代人往往因为上班时间或社交上的限制而不能放松，妨碍了我们应有的肠道进出反应，但最起码每天一次大便是保持大肠健康必需的。假如你是两天甚至数天才大便一次，又或者连同你身边的家人甚至很多你熟悉的朋友也是这样的话，不要以为人人都是这样的，就把它视为正常。其实这是对健康一个很大的疏忽。

相隔数天才如厕，增加肠癌风险！

可能，连部分医师都会认为，假如两天甚至数天才大便一次是你一向以来的身体反应，那就理所当然视之为属于你个人的"正常"消化排泄习惯吧！可是，我却有不同的见解：

试想想，假设上一次大便是三天前，在两次大便之间，大肠其实盛载着三天里所吃下的食物。想象假如把三天吃下最少九餐的食物都放进一个筒内累积，三天后打开筒子时会是何等的恶臭？你能否想象这些现象，就正在自己的大肠中真实地出现？！大肠中满载着发了酵的消化残余物，所含的毒性及细菌量一定超乎你的想象，肠道壁细胞及肠道淋巴细胞负荷之重可想而知。

有医学观察指出，长期便秘会增加结肠直肠癌及良性肿瘤的风险，这不难理解。

你为何便秘？在下表中找找原因

引起便秘的饮食原因	食物以外的便秘因素
1. 多肉食	1. 喝水不够 大肠蠕动排泄大便，需要肠道有一个适中的润滑环境。所以我们应该确保自己每天都饮充足的开水
2. 主要吃精制主食：面包、白米饭、饼干、薄饼等等	2. 缺少运动 运动为身体带来很多益处，包括肠道的新陈代谢及蠕动。因各种原因导致行动不便需要长期卧床或依靠轮椅的病人当中，便秘是一个很普遍的连带问题。我们要珍惜及尽量把握机会多做运动
3. 完全熟食：蔬菜完全煮熟来吃	3. 精神科药物及脊骨曾受伤患 长期服用精神科药物、脊骨受损害，都会间接地影响控制肠道蠕动的不自主神经，因而减慢甚至停止了肠道的蠕动，形成便秘。这类人士，更加要比任何人都要确保纤维及水分的摄入量

肉食为何会引起便秘？

肠道蠕动的速度依靠纤维推进，同时也取决于消化的速度。植物食品与动物食品（包括蛋奶及乳制品）有以下不同之处：

	以动物食品为主的饮食 （包括蛋奶及乳制品）（参阅 P147）	以植物为主的饮食
纤维含量	低	高
消化难度	难（因为动物脂肪难以消化）	易
消化速度	慢	快
肠蠕动效果	阻碍、减慢	协助、提高
便秘风险	极高	低

上表中，动物食品会引起便秘而全素食可预防便秘的原因一目了然。我们每餐的胃口，因胃容量及身体能量的需求而有所限，一餐中如肉类比例多的话，很自然会减少蔬食的比例。就算心里很想在这餐中吃多些蔬果，恐怕也没有胃容量装得下。

面包、白米饭、饼干、薄饼为何引起便秘？

各种加工包装食物、煎炸食品，零食，还有白米饭、白面包、白面条、白意粉、薯仔、饼干等等的主食，都是由被磨去了壳的谷物制成的，所以欠缺纤维，属于精制食物。吃了这些只有淀粉质而没有纤维的纯碳水化合物，无意间就抵消了我们从其他食物所得来的纤维效果，本来可以从蔬菜吃下足够的纤维，实际却被这些精制食物冲淡了，结果纤维的摄取量仍是不能达标。

另外，这些精制食物还会在其他方面损害身体。

蔬果完全熟食为何会助长便秘？

完全煮熟来吃的蔬菜纤维，比新鲜生吃的较难消化。植物材料生食，其所含的天然酵素得以保全，令食物更易于消化，可更有效地促进肠的蠕动而达到防止便秘的效果。

降低便秘风险行动

由上表所见，健康素食方程式（全素食 + 整全食物 + 尽量食生）、每天喝足够开水、正确饮食习惯、多运动，就是了！

大肠（2）——肠过敏症

这确实是令病人及医生双方都颇苦恼的问题，因为经历过全面的胃镜、大肠镜，甚至全身 X 光扫描，仍是找不到真正的"原因"。在无奈的情况下，主诊医生就唯有颁发一个"肠过敏症"或者"肠易激综合征"（irritablebowel syndrome, IBS，见 P103）的标签给你，让你回家"安心休养"。

我常说：没有"原因不明"，只有"未有查明"。肠过敏症极有可能是因为肠胃适应不了你每天吃下的食物成分而引起的，这些成分包括：

（1）牛奶（进一步的参考文章见 P147）；

（2）小麦（面粉）中含有的麸质（gluten）（进一步的参考文章见 P150）；

（3）肉类食品、精制食品中所含有的各式各样的化学剂。

想与肠过敏症脱离关系，健康素食方程式的饮食方向，相信就是你所需要的了。

凡事有开始。在还未能完全贯彻实行健康素食方程式之时，只要完全戒奶戒面包，亦很可能在短期内，便能体验到病情好转的喜悦。

我在此衷心邀请及鼓励在这方面有需要的朋友，勇于新尝试，放下本来已经跟随了几十年的"传统"，给身体一个不一样的康复机会。

大肠（3）——放臭屁

▶ Q: 为何放臭屁？大便如此恶臭正常吗？

A: 完成消化的食物渣滓会到达大肠，大肠吸收其水分后形成大便。肠道里的细菌同时对肠内的食物渣滓进行发酵，释放出的气体，再加上我们进食或饮水时一并吞下的空气，就是放屁的来源。在消化完整及流畅的情况下，肠里所存有的气体是无味的，健康的大便或放屁应该是不臭的。放臭屁实属不正常。

你是臭屁王吗？

臭屁成因	情况说明	食物来源	减少放臭屁行动
1. 食物未能被完全消化（incomplete digestion）当吃下的食物未能被完全消化时，到达大肠后便进一步由大肠内的细菌发酵	吃了难消化的食物	肉类脂肪、肉类蛋白质、煎炸多油的食物、质量差的食用油	全素食不吃油炸物
臭屁：发酵过程会释放出有味的气体恶臭的大便：发酵后的食物渣滓	吃了根本消化不了的食物	1. 牛奶及奶类食品（如奶酪）所含的乳糖（Lactose），需要乳糖酵素（Lactase）来分解消化。东方人普遍缺乏乳糖酵素。肠胃根本无法完全消化和分解当中所含有的乳糖成分	全素食
		2. 若吃糙米、多谷米、豆类时忽略了发芽或充分浸水后滤水再煮的步骤，就会连带吃下种子生长抑制剂。种子含有的生长抑制剂用以防止种子在干旱的环境下发芽，遇水溶解。人类的肠道并没有相应酵素消化种子生长抑制剂	吃糙米、有壳米、豆类时需充分浸水后滤水才煮，或发芽后生食全素食时尽量生食有助消化
2. 便秘	见上文	见上文	见上文：降低便秘风险行动
3. 饮食中含硫的氨基酸（Sulphur containing amino acid）	硫是身体结缔组织的正常发育所需要的，帮助肌肤组织保持结构完整肉类和蔬菜都含有	来自肉类、蛋类的却是含硫的氨基酸（Sulphur containingamino acid），不是有机硫化合物。消化过程中会显著增加释放气体的气味来自植物的是对身体有益的有机硫化合物（Organosulphurcompound）。有机硫化合物亦有助抑制致癌物质	全素食

大肠（4）——肠癌

你患肠癌的机会有多少？

增加患上肠癌的风险	备注	降低肠癌风险行动
1. 肉食	以肉食为主的膳食习惯已知并已确认会增加患上肠癌的风险	全素食
2. 精制食品 既然是精制、人工、加工而成的食品，都免不了含有化学添加剂、防腐剂等化学品。遇上黑心食品，毒害情况更甚！	无论是合法的食品级化学剂或是不合法的工业级化学剂，其实都是在不同程度地损害我们的健康，诱发细胞病变，增加癌症的风险 大肠是所有食物消化残余的集中地，也可以说是毒性最集中之地，所以很自然地，大肠也成为我们多年累积吃下各种化学剂的主要受害器官之一	吃整全食物
3. 传统的熟食习惯 浪费了存在于植物中的三项对健康弥足珍贵的元素： A. 不耐热维生素（特别是维生素 C） B. 植物生化素 C. 酵素	免疫系统除了用来抵抗病毒和细菌入侵外，另一项重要功能就是侦察然后修补或毁灭已氧化变坏的细胞，防范这些变坏了的细胞胡乱生长 不耐热维生素及植物生化素是身体用以强化免疫系统功能及抗氧化的主要原料	尽量生食蔬果食材
4. 便秘	见上文	预防便秘

大肠（5）——痔疮、肛漏、肛裂

痔疮、肛漏、肛裂这三种疾病，都是源于便秘。

治本的唯一方法，就是从食物着手改善便秘。手术治疗具创伤性，虽然并不属于大型手术，但手术后出现严重后遗症的风险确实存在。就算手术成功，假如便秘持续，痔疮、肛漏、肛裂一样会复发。

降低痔疮、肛漏、肛裂风险之行动等同于降低便秘行动

健康素食方程式（全素食 + 整全食物 + 尽量食生）、每天喝足够开水、正确饮食习惯、多运动，就是了！

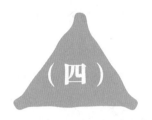

生殖器官疾病

女性乳房疾病

　　乳癌已成为堪称"妇女杀手"的癌症之一，而且患者日益年轻化。除了乳癌，良性的乳房胀痛、乳腺增生、乳房纤维瘤、乳腺息肉等，都随时随刻地威胁着妇女们的健康及精神。

乳房与激素之关系
乳房是一个受身体生理周期雌激素水平和生长激素影响的器官。

除了正常的生理周期，体内的雌激素水平还会因以下情况而有所增加	来源	体内长期有过多雌激素和生长激素的后果
1. 从食物吸收额外雌激素	进食肉类及动物产品（包括蛋、奶、奶酪、各类海产）	· 刺激乳房细胞增生 · 增加病变患癌的风险 · 也是乳房胀痛的原因之一
2. 使用含雌激素的药物	避孕丸	
3. 高水平生长激素假象	习惯性地进食高升糖指数的食物	

从进食肉类及动物产品（包括蛋、奶、奶酪、各类海产）而来的额外雌激素

正如在第一章"非常恐怖的动物性食物"中所说，为了维持生命和快速长大成熟，工厂化农场里的动物们在苦短的一生里被用上大量的抗生素、疫苗、镇静剂、激素、荷尔蒙，它们被屠宰前极度惊恐而释放的肾上腺素，这些全部都残留在动物的尸骸里。食肉等同于吃动物尸体，蛋、奶又是由药物激素而生的，所以，食肉、饮奶、食蛋、食奶酪等等，相当于同时吃了所有的残留物质！乳房、卵巢、前列腺，就是身体最受荷尔蒙影响的器官，出现病变不足为奇。

养殖场的鱼类、蟹类或其他海产情况也是差不多，生长过程无不过于人工化及违反自然生态；鱼卵（鱼子）、蟹膏（蟹卵）等，本来就是动物们的生殖器官，加上后天人为的大量繁殖，其雌激素含量可想而知。

从避孕丸而来的额外雌激素

一般服食避孕丸或含有混合性女性荷尔蒙之药物的原因	避孕丸的副作用	反思
1. 避孕 2. 舒缓以下问题： · 暗疮 · 妇女经痛 · 与经期有关的奇难杂症 · 更年期所引起的症状	· 增加乳腺癌风险 · 增加宫颈癌风险 · 引发肝脏良性肿瘤（FNH） · 深层静脉血管栓塞（DVT） · 水肿 · 乳房胀痛 · 可能升高血压、血糖 · 头痛 · 情绪不稳 · 胆结石	人口控制、家庭计划是需要的，妇女为了避孕，要承受多项避孕药的副作用，包括癌症风险，值得吗？ 避孕的责任为何不能由男方承担呢？★ 治疗暗疮或经期所引起的各种毛病，最彻底及最治本的方法就是从饮食开始（详见下文"卵巢子宫疾病"及"皮肤病"小节） 依靠雌激素药物去对抗本是由不恰当荷尔蒙比例而引起的暗疮、妇科有关疾病，表面上虽可减退临床病症，但并不能治本

*男性使用避孕套，亦可同时避免性病的传播及有助于女性预防宫颈癌，有何不好？至于输精管结扎手术亦简单直接，属安全、低风险及便宜的手术，适合已肯定不想再生育的男性。

经常进食高升糖指数的食物导致的生长激素高水平假象

第一章"非常损害我们身体的精制食物"中曾讲述，所有的白米饭、白面包、白面条、白意粉、饼干或其他由白面粉及白糖做成的各类糕点西饼，全是属于精制加工食物。这些人工化去了壳的谷类，变成没有纤维的纯碳水化合物，当中所含的糖分会在消化初期就完全地释放出来。突如其来的超水平糖分，会过度刺激胰岛素的分泌，造成血糖水平大起大落。各种汽水、苏打饮品、精制包装的纸包或瓶装饮料、加了白糖的咖啡奶茶等都是属于升糖指数高的饮品，同样会带来相同的不良效果。

我们体内有一种名叫类胰岛素生长因子的蛋白质（Insulin-likegrowth factor），形态与胰岛素相似，负责传送刺激细胞生长及分化的信息。当血糖连带胰岛素的水平都经常大起大落时，除了增加肥胖、脂肪肝、高胆固醇及糖尿病的风险外，还会导致血液中的胰岛素基数长期偏高，相当于多了刺激细胞生长及分化的信息。近年有医学研究开始观察到体内偏高的胰岛素基数可能会间接增加患上癌症的风险，特别是身体受荷尔蒙影响的部分，包括乳房、卵巢、前列腺等荷尔蒙敏感器官。

医学研究也已确认，肥胖会增加患乳癌的风险，所以血糖水平并不只是糖尿疾病者才需要关注的项目；女士们为了乳房的健康，也绝不能轻视食物及饮品的升糖指数！

还有一些可对乳房健康造成威胁的生活小习惯要留意

腋下用止汗剂

止汗剂含化学品，令毛孔堵塞以制止排汗，避免腋臭，可是皮肤却同时也吸收了这些化学品。腋下皮肤的淋巴是跟乳房相连的，所以经腋下皮肤吸收的化学剂都会很直接地输送到乳房，再加上乳房是个脂肪含量高的器官，化学剂的沉淀可能因而难以分解。虽然目前并没有令科学家信服的证据确认止汗剂与乳房癌变有关系，虽然各种止汗剂的成分都合乎药物安全标准，但是，常识告诉我们，身体长期吸收一些额外的化学剂，再加上本来腋下排汗散热及身体排毒的基本功能被我们"聪明地"用化学剂禁止了，那对乳房的健康又怎么可能不构成威胁呢？

腋下排出的汗含有水分、盐分及油脂，本是无味的。腋臭是因为皮肤上的细菌在腋窝这个较不通风及湿润的温暖环境下，大量繁殖而造成的。

穿文胸，必需吗？

严格来说，穿文胸会对乳房血液或淋巴循环造成一定的影响。不穿文胸是最理想及最合乎天然原则的，应该是最健康的。但是，基于现代人的社交生活习惯，要一位女士完全不穿文胸可能是不切实际且难以做到的。我唯有寄望女士们尽量减少不必要的穿文胸的时间（例如自己在家或睡觉时就不必要穿了），及一定要注意文胸的合身度。

咖啡因及从食物中吸收的盐分

咖啡、中西式茶、朱古力、可乐汽水等饮食含咖啡因，是引起乳房胀痛的原因之一。外出用膳、方便食品、零食等都是我们摄入过多盐分的原因。过多的盐分，特别是餐桌盐，容易引起水肿，亦是乳房胀痛的原因之一。

吸烟

吸烟会增加多种癌症的风险，包括乳腺癌，同时也是乳房胀痛的原因之一。总之，吸烟就是危害健康！

生活压力，情绪紧张

现今社会，生活压力迫人、作息时间颠倒、居住环境拥挤，所以情绪控制、放松自己，有时真的是知易行难。唯有希望女士们尽力而为，多做能足以令你出汗的运动，有充足的睡眠，多接近大自然，学习冥想，实行正向思考，豁达面对逆境，这些都有助于减轻压力。共勉之。

如何评价你现有的饮食及生活习惯？

危害乳房健康的饮食生活习惯		乳房健康行动
进食肉类及动物产品（包括蛋、奶、奶酪、各类海产）	有／没有	全素食
长期服用避孕丸或一些含有混合性女性荷尔蒙的药物	有／没有	不再吃避孕丸
经常进食高升糖指数的精加工食物，包括汽水、各类饼干、所有即食零食、白米饭、白面包、面条、白意粉或其他由白面粉及白糖做成的各类糕点、西饼、面包等	有／没有	吃整全食物 以天然食生为最理想
从食物吸收过多的盐分（多外出用膳、多吃方便食物、零食等）	有／没有	低盐饮食 避免含咖啡因的饮品
经常喝含咖啡因的饮品：咖啡、中西式茶、朱古力、可乐汽水等	有／没有	
多使用腋下止汗剂	有／没有	见下文
吸烟	有／没有	戒烟、避二手烟
生活压力，情绪紧张	有／没有	学习减压
睡觉也穿文胸？	有／没有	穿文胸时间缩至最短

▶ Q：不用止汗剂又如何解决腋臭问题呢？

A：我们可以从以下几点着手：

- 确保腋下通风：选择穿着透气的棉质衣服、剃腋毛等。
- 个人卫生：外出时可带条毛巾，方便于出汗多时到洗手间作局部清洁。
- 实行健康素食及多喝水：让身体保持理想的酸碱度及减少汗水中油脂成分的分泌，有助于抑制细菌在腋窝里大量繁殖。

卵巢子宫疾病

你有经量多的困扰吗？

可引起经量多的原因	原因之中的原因	改善方法
荷尔蒙紊乱	直接或间接的原因，是我们从食物中摄入了：	改善饮食： 1. 实行全素食，减少额外雌激素的摄入
卵巢功能障碍（Ovarian dysfunction）	1. 额外的雌激素： ·从动物性食物而来，肉本身及奶类蛋类食物	2. 配合选择整全食物（升糖值低），减少胰岛素类同生长激素反应
子宫肌瘤（Uterinefibroid）	2. 太多升糖值高的精制食物，引起体内生长激素过高的假象	
子宫息肉（Uterine polyp）	·这是关乎飘忽不定的血糖水平引出过多胰岛素类同生长激素（insulin-likegrowth hormone）的假象之问题	
子宫腺肌症（Adenomyosis）		西医治疗法： 1. 一些妇科病理需要时可以通过外科手术切除
子宫或宫颈癌	·食物例子包括：汽水、各类饼干、所有即食零食、白米饭、白面包、白面条、白意粉或其他由白面粉及白糖做成的各类糕点、西饼、面包等	2. 服用更多的荷尔蒙药物去尝试降低经量多的严重性。（但这样并没有治本）
卵巢癌 卵巢囊肿（Ovarian cyst） 朱古力瘤（Chocolate cyst）		
子宫内膜异位（Endometriosis）		
盆腔炎（Pelvic Inflammatory Disease）：包括子宫、输卵管、卵巢感染传播性炎症（性病）	1. 没有保护的性行为（主要） 2. 抵抗力弱	1. 安全性行为，正确使用避孕套 2. 改善免疫系统
节育用子宫环（IUD）		使用其他避孕方法
妊娠有关的并发症（如流产或宫外孕）		

可引起经量多的原因	原因之中的原因	改善方法
血小板功能问题	可能会涉及自发性免疫系统疾病	改善免疫系统
服用药物抗凝血剂	此药物用以治疗脑卒中、某些心脏病等问题	由预防心血管疾病开始
"原因不明"	没有"原因不明"，只有"未有查明"！"未有查明"的原因往往就与我们每天吃下的食物有关	改善饮食

你有经期痛的烦恼吗？

你有经期痛的烦恼吗？	原因之中的原因	可改善方法
可导致经量过多的各种原因	上文所有	上文所有
抽烟		戒烟
"原因不明"的痛经	没有"原因不明"，只有"未有查明"！ 大部分痛经者经过了详细的妇产检查后，都找不出原因；又或者从小到大都是痛经，所以"习以为常"，觉得是"正常" 可是我要提出的是： "正常"是不应该痛的。从小到大都痛经，其实并不如你想象中"正常" 看看以下痛经的病理生理学说，了解痛经背后的原因，你就会明白，你绝对是可以拥有一个没有痛楚的经期	改善饮食： 实行全素食 配合选择整全食物 拒绝进食精制食物 一般西医建议服用： 含阿司匹林类似的消炎药物（NSAID），用来抑制前列腺素在体内的合成，因而有助于舒缓经期痉挛引起的痛楚（这样并没有治本。引起问题的"本"请见下文）

▶ Q: "吃得好"能否帮助因朱古力瘤、输卵管闭塞导致不育的患者？

A: 朱古力瘤是卵巢囊肿的并发症。卵巢囊肿背后的原因上文也已提及。输卵管闭塞也与你的饮食有间接关系。所以，当然可受惠于"吃得好"。健康素食方程式所含的饮食方向，就是你在寻找的答案吧！

痛经的病理生理学说

痛经是由子宫肌肉收缩引起的。经期时，子宫肌肉会收缩以助排出经血。如果子宫肌肉收缩太强烈，便会导致子宫肌肉内的血管受压迫，从而切断了子宫肌肉的氧气供应，于是子宫肌肉由于缺氧而产生疼痛。子宫肌肉收缩主要是受一种由身体细胞自然制造出来的荷尔蒙激素——前列腺素（Prostaglandin）的影响。前列腺素在体内的水平越高，越会引起经期痉挛和疼痛。

以下情况会导致体内前列腺素水平偏高：

（1）从食物中摄取额外的雌激素，引起体内荷尔蒙紊乱。

（2）身体受外来环境（抽烟、污染、病毒等）的影响，或因吃进体内的食物所引起的炎症反应（inflammatory reaction）。炎症反应在激活免疫系统细胞的同时也间接提高前列腺素的水平。

男性乳房

男人也有乳房吗？

有。男女都有乳房组织。区别只是因为男性体内的主要荷尔蒙是雄激素，令男儿身本有的乳房组织沉睡，不发育增生。

男人也会患上乳腺增生（Gynaecomastia）和乳腺癌吗？

对！若男性体内雌雄激素比例失去平衡，便会刺激男性乳房病态地发育起来：

雌雄激素比例失衡因素	来源	健康行动
1. 从外围环境或饮食吸收了额外的雌激素	从肉食、蛋奶类食物及含雌激素药物而来	全素食
2. 体内生长激素［胰岛素类同生长激素（insulin-likegrowth hormone）］过高的假象	经常吃升糖值高的精制食物（白米饭面包面条饼干白糖汽水等）	整全食物 尽量食生
3. 肥胖	与第1点和第2点挂钩	以上所有、多运动

　　这些危害健康的因素，实与女性乳腺肿瘤及其他妇科病的风险因素是一样的！

　　男性乳房病态发育，同时亦是男性乳腺癌的风险因素之一。虽然男性乳癌很罕见，发病率小于女性乳腺癌的百分之一，但据临床经验，其恶性及扩散速度都会比女性乳腺癌高。

前列腺肥大与前列腺癌

　　前列腺是一个受荷尔蒙影响的泌尿系统器官。目前，在饮食与前列腺病变之关系的医学研究中，虽然还没有很明确有力的数据资料把肉食与前列腺肥大及前列腺癌明显地联系起来，但所得的资料都倾向于说明以下：

增加患上前列腺肥大及前列腺癌的风险因素	降低患前列腺癌的保护因素
从各种肉食、牛奶、奶酪等动物食品中吸取过多的动物性脂肪及蛋白	尽量选择食用植物性食物（全素食）特别是红色或橙黄色的水果和蔬菜，例如胡萝卜、番茄、西瓜、木瓜和柿子等

红色或橙黄色的水果含以下两种植物生化素，有助于降低前列腺癌的风险：

1. 茄红素（Lycopene）	2. β- 胡萝卜素（β-carotene）
茄红素的抗氧化能力有助于预防心脏疾病、动脉粥样硬化，甚至可有效地减少乳腺和前列腺癌的风险	是维生素 A 的前体 人体需要维生素 A 来维持良好的视力、促进黏膜及皮肤的健康、强化免疫系统等。间接帮助预防前列腺癌

▶ Q1: 茄红素只有熟食才能吸收？

A: 茄红素在食物加工过程中并不会流失。罐头西红柿、茄酱、茄汁、汤及西红柿汁等加工食物，反而含有较多的茄红素。因为在烹调过程中细胞纤维结构被破坏，令茄红素得以从细胞里释放出来，人体较易吸收。可是，烹调的同时就会损失部分植物生化素。煮的时间越长，植物生化素渗入水中而流失的就越多。蔬果中所含的维生素C 也损失殆尽。

▶ Q2: 那么，食生时怎样才可有效地吸收茄红素和 β - 胡萝卜素？

A:（1）选择成熟果实为食材：

果实越成熟，茄红素含量越高。

（2）高速搅拌：

在高速搅拌的过程中，含茄红素的食材中的纤维结构就被打破了，这跟利用高温烹调破坏食材纤维结构的原理一样，释放了在细胞里的茄红素，同样达到令人体较易吸收的效果。同时，植物生化素多存于果实的核及皮，所以利用高速打汁的方法，连皮连核放入高速搅拌机打汁，还可以十分有效地提高植物生化素的吸收效果，比整个西红柿直接进食的吸收量高很多。由于这些植物生化素是油溶性的，所以在打汁时加入适量的坚果、种子或发芽豆子，能同时供应有益的植物性脂肪，好让植物生化素的吸收再进一步提升。

在茄红素吸收的这一课题上，食生的可行性不但没有输给熟食的效果，而且食生能同时保存食材中宝贵的不耐热维生素、酵素和植物生化素，其好处依然是屹立不倒、无可相比！

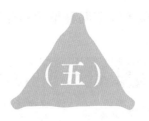

免疫系统疾病

免疫系统能否百战百胜，与感冒、流感、肺炎绝缘？

感冒有何大不了？

对感冒、流鼻涕、喉咙痛已经习以为常？这些病看似微不足道，但却十分影响我们的精神和专注能力，使工作或学习效率降低，又会传染给我们身边的人。

为什么我们要冒险去注射疫苗预防感冒肺炎？
你知道流感针也有副作用及医疗风险吗？！

我感冒了……是"你连累我"的吗？（自己感冒是别人的错吗？）

空气中无时无刻不飘荡着各种细菌病毒。假如你有一个强壮的免疫系统，又何需害怕或诬陷别人传染给自己呢？病倒了，要责怪、要负上责任的，其实是自己，怪自己的免疫系统不够强。

怎样才能得知自己的免疫系统够不够强？

抽血？白细胞数量正常也并非保证抵抗力强，可能只是徒有其表！可是我们真的没有一个客观的测验去判断哪些是"真正强壮的正常"或是"徒有其表的正常"。究竟要吃什么、吃多少、做什么、做多久才能拥有一个可以有效防止我们患上癌症及各种疾病的免疫系统呢？

虽然没有数据可依靠，但我们可以间接地从平时我们患上感冒的次数来推测自己免疫系统的强壮程度。如果我们经常患上感冒，就证明自己的免疫系统虚弱。小小的感冒病毒也不能战胜，又何以守护我们避免细胞病变形成肿瘤呢？

我们的免疫系统真的是那么脆弱和不济吗？

我们的免疫系统其实并不是如此无能的。只是我们一直都吃得不对，以致未能摄取品质好的各项细胞原料（脂肪、蛋白质、足够维生素 C 制造胶原蛋白结缔组织）去制造健康强壮的免疫系统细胞；又未能通过饮食来维持足够水分及血液理想的酸碱度让免疫系统细胞发挥潜能。

预防感冒要诀

见 P107 总结表。

多种自发性免疫系统失调症

自发性免疫系统"不治之症"，为何是我？

以下数之不尽、伤及各种人体器官的免疫系统疾病（Autoimmune diseases），有没有一样正是你要面对的？

（1）湿疹（eczema）；
（2）牛皮癣（psoriasis）；
（3）红斑狼疮（SLE）；
（4）类风湿（rheumatoid arthritis）；
（5）甲状腺炎（thyroiditis）；
（6）自发性肾炎（spontaneous glomerulonephritis）；
（7）炎症性肠病 [inflammatory bowel disease（IBD）]；
（8）肠易激综合征 [irritable bowel syndrome（IBS）]；
（9）突发性血小板减少症 [idiopathic thrombocytopenia（ITP）]；

（10）重症肌无力症（myasthenia Gravis）；

（11）强直性脊柱炎（ankylosing spondylitis）；

（12）自身免疫性肝炎（autoimmune hepatitis）；

（13）自身免疫性胰腺炎（autoimmune pancreatitis / IgG4 disease）；

（14）自身免疫性肝硬化（autoimmune cirrhosis）；

（15）自身免疫性唾液腺炎（autoimmune salivary glands adenitis）等等。

　　免疫系统本应是帮助身体去对抗外来侵略性病毒的系统，为何它会反过来与自己为敌对抗，攻击自己身体的不同器官，令自己成为一个长期（慢性）疾病者，因而令生活变得苦不堪言呢？而且病情严重时，可引申出很多意想不到的并发症。根据受影响的器官，严重的可致命，情况就好像自己的身体被自己的免疫系统侵食一样。

免疫系统疾病的西医治疗

1. 给你标签一个吻合你情况的病名	以上所列的其中一样或多样
2. 继而进行医学观察	不过，对于免疫系统出乱子的原因，医生往往毫无头绪，难以解答。病人只有默默地接受这个残酷的现实，与这个标签共度余生，等待并发症的出现
3. 或会长期使用类固醇（steroid）药物来压抑免疫系统的活跃程度	类固醇虽然可以暂时控制住出乱子的免疫系统，但另一方面却抑制了身体仅剩的免疫力，严重打击所剩无几的防御能力，让一些本来毫无威胁的病菌都可以乘虚而入长期使用类固醇的副作用还有很多（例如骨质疏松、糖尿、肥胖等等），累积起来，真的叫人痛不欲生。这样治标不治本，找不到真正的病发源头却又为身体带来伤害
4. 如受影响的器官有并发症出现，就做手术把它割除	不过，下次又会轮到哪个器官出事呢？何时会出事呢？答案是：不知道

我们可以不这样无奈吗？

虽然医学界未能清楚了解这些免疫系统疾病的原始触发点，但如果我们从每一个细胞的结构想起，就不难找出一些重要却又一直被忽视的线索。

免疫系统细胞功能变质出轨、偏差出错有迹可循

在第一章"从每个细胞的结构分析食物"中提过，我们身体的每一个细胞，都是由水分、蛋白质、脂肪及胶原蛋白结缔组织结合而成的，此外还需要一个微碱的血液环境让细胞正常运作。

假如你从饮食中吸收的多是"不理想的食物来源"，即动物性脂肪、动物性蛋白质、欠缺维生素 C、欠缺足够水分，又用众多的肉食及精制食物令身体持续酸性的话，你的免疫系统细胞又怎能自强呢？若是再加上一些外在生活环境或先天体质基因构造等因素，免疫系统细胞功能偏差出错演变成免疫系统疾病，又何足为奇？！

容易患感冒，免疫系统弱，在某程度上可视为免疫系统疾病之一，因为免疫系统本来就不应是这样的。只是，感冒多会快速复原，后遗症罕有，而这里所说的是长期而有相当后遗症的免疫系统失控疾病。

无奈能有出路吗？

有！与预防感冒要诀相约，健康素食方程式就是你需要的吧！（重整免疫系统行动要诀见 P107 总结表）

口腔溃疡、唇疮、带状疱疹

通常口腔溃疡、唇疮或带状疱疹会在以下情况下发生，你试过了吗？

· 学生在考试期间
· 上班族在睡眠不足、疲劳兼有压力的情况下
· 当身体感染其他病毒时
· 医院里重病的病人

· 患有人类免疫缺陷病毒感染（HIV，艾滋病）的病人
· 儿童比成年人容易患口腔溃疡，因儿童免疫力一般比成年人低
· 有时暴露在猛烈阳光下也可以促发唇疮的出现，这可能与因脱水、疲累而降低了免疫力有关

口腔溃疡、唇疮、带状疱疹病理学

	口腔溃疡	唇疮	带状疱疹
病理	T细胞的炎症反应	是由疱疹病毒HSV-1引起的	由水痘病毒引起的
潜伏过程	没有病毒 主要病发于身体免疫力低的时候 也有其他较次要的诱因（见下文）	当嘴唇有伤口（轻微的咬损或因天气干燥而来的轻微唇裂），同时又通过共享餐具、毛巾、接吻等接触到HSV-1病毒。病毒便从伤口进入并依附在伤口里的神经细胞中，潜伏休眠 待我们免疫力低的时候便会触发病毒苏醒繁殖，形成唇疮	当水痘痊愈后，水痘病毒会潜伏在人体神经细胞里休眠，待免疫力低的时候便会触发病毒苏醒繁殖
以上病症共同发生的时间就是身体免疫力低的时候！			
症状	圆状的小型口腔溃疡 两者都疼痛，影响进食 口腔溃疡通常在一至两星期内痊愈。若患处反复不愈，则可能是口腔癌先兆，必需找医生查看，或抽取黏膜组织化验	唇溃疡	在皮肤水泡还未形成前，所属皮下神经线的范围会感觉疼痛难忍，有时还会与胆囊炎、肾炎混淆，至皮肤水泡出现时才真相大白。伤口若处理不当，可引发细菌感染
传染力	不会传染	唇疮与带状疱疹一样，当处于水泡状态时（包括水泡破了伤口外露时）是传染性最强的时候。唇疮和带状疱疹痊愈后，病毒仍会依附在那处神经细胞里，等下次免疫力低的时候再苏醒爆发。所以，每次爆发的位置都是相近的	

▶ Q1: 怎样避免患口腔溃疡、唇疮和带状疱疹?

A: 与预防感冒、免疫系统病一样,提高免疫力是最关键! 健康素食方程式就是你需要的吧!

目的是从食物中吸取质量好的细胞原料(脂肪、蛋白质、足够维生素 C 制造胶原蛋白结缔组织),再加上通过饮食来维持血液有足够的水分和理想的酸碱度。

▶ Q2: 素食者容易患口腔溃疡、唇疮和带状疱疹?

A: 身处发达社会,食物供应充足,我们只有机会吃得太多和吃得不当。以上提及缺乏铁质、维生素 B_{12} 或叶酸(Folate)而导致生口腔溃疡的只是少数,多是肠胃手术后缺乏吸取能力而引起。向我投诉经常生口腔溃疡的朋友或病人,他们全部都不是素食者! 可见,杂食并不能确保维持强壮的免疫力。

预防感冒、口腔溃疡、唇疮、带状疱疹,
挽救自发性免疫系统失调症之要诀总结表

1. **实行全素食**

2. **选择整全食物**

停止进食伤害免疫系统的肉食、蛋奶产品和精制食品(进食易诱发上火、含盐量高且较硬的食品如薯片,容易导致口腔黏膜摩擦破损,亦促成口腔溃疡)

3. **多吃新鲜的蔬菜瓜果水果并全部尽量生吃!**

目的就是吸收足够的维生素 C

维生素 C 既增强免疫力,又预防口腔黏膜萎缩,在预防口腔溃疡这方面实在功不可没

▶ Q: 每天一个橙或一个苹果就可满足维生素 C 摄入吗?

A: 这少少的分量,是绝对不够的哦!(详见:第三章"全素食之维生素疑问"及第四章"健康素食方程式实战篇")

4. 吸烟者戒烟！	吸烟会： （1）消耗体内已存的维生素 C （2）妨碍维生素 C 的吸收 （3）助长口腔黏膜萎缩，诱发口腔溃疡
5. 注意口腔卫生，多喝水，少喝含利尿成分的饮品（例如咖啡、茶、汽水、酒精等）	烂牙、少刷牙、口腔卫生差、不当的假牙，都会容易令口腔黏膜摩擦破损。有充裕的水分滋润，免疫系统细胞才能正常运作发挥潜能！少喝水令口腔卫生更差，便容易发炎形成溃疡
6. 感冒时注意个人卫生	戴口罩；打喷嚏及咳嗽时用纸巾捂住口鼻，挡住飞沫向空气中传播，减少病菌向四周传播

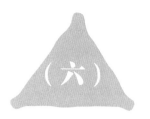

关节病

骨质疏松

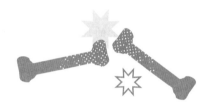

为何骨质会疏松?

骨骼是有生命的，并非只是一个架子。骨质里九成的矿物质是钙。骨骼每天都不停地分解（钙流失）与重生（钙沉积）。这是正常不过的新陈代谢现象。在这个过程中，如果钙的流失量多于沉积量的话，便会出现负平衡，形成骨骼矿物质净流失（demineralization），骨质量减少，骨骼内孔隙增大，呈现中空疏松现象。这便是骨质疏松症出现的原因。

吸收与流失的平衡

钙从骨骼进进出出，最后的净吸收是关键。骨质里九成的矿物质是钙。钙的流失即等同于骨质的流失。要防止骨质疏松，首要是防止钙的流失！钙流失多，就算吃再多的高钙食物也会骨质疏松！

钙的流失增加了或钙的吸收减少了，最后的钙质净吸收是负数的话，那就会出现骨质疏松了。

钙流失增加的原因		骨质保护行动一：减少钙流失
1. 身体长期酸性（Acidic） · 身体必须要额外从骨质里消耗碱性的矿物质钙来中和酸性的血液，以维持正常的酸碱度。 · 在酸碱中和过程中，同时会增加肾脏的负荷，如再加上饮水不够或间歇性缺水的话，便会助长肾结石的形成	A. 肉食本身 · 消化后的动物蛋白呈酸性，会消耗碱性的骨质钙 · 摄取过多动物蛋白质，身体会燃烧多余的蛋白质来为身体供能，但过程中会产生硫酸。硫酸会结合钙形成硫酸钙，从尿液中排出，变相消耗了体内的钙储存 B. 奶类食品 · 本身所含有的酸性物质如磷（Phosphate）、氯（Chlorine）、硫（Sulphate）的比例较高，需要消耗体内的钙储存去排出 · 主要成分为动物蛋白，消化后是酸性 C. 咖啡：属于酸性饮品。当咖啡从尿液排出时会结合钙一起排出，导致钙流失	1. 全素食（Vegan）：避免喝牛奶或其他动物的奶 2. 避免喝咖啡
2. 从食物中摄取过量的磷质（Phosphate）磷的吸收太多，要排出，就需要消耗体内的钙储存，即加速钙的流失	磷质含量高的食物 A. 牛奶：牛奶中的磷质含量比人奶高 B. 肉食：肉类的防腐制作，精制的肉类食品、鱼蛋、鱼丸、牛丸、罐头肉 C. 人工精制食品：汽水、多种零食、以上所列的精制肉类食品等	1. 全素食（Vegan）：避免喝牛奶 2. 避免人工精制食品 3. 避免喝汽水
3. 吃太咸（Salt）	高钠的食品会令更多钙经尿液排走	实行低盐饮食
4. 草酸盐（Oxalate）：食物中含有的草酸盐会结合钙经粪便和尿液排泄，增加钙从消化道流失	草酸盐含量较高的食品和饮料：巧克力、茶、草莓等 当然，如果只是偶然吃这些食物的话，影响甚微；但假如你每天有以茶代水的习惯，那影响就大了	避免草酸盐含量较高的食品和饮料

钙流失增加的原因	
5. 阳光吸收不足	缺乏维生素 D
6. 缺乏负重运动	导致骨质密度减少

骨质保护行动一：减少钙流失

适当负重运动及晒太阳

钙吸收减少的原因	
1. 从食物中摄取过量的磷质（Phosphate）	磷的吸收太多不单加速钙的流失，亦会阻止钙的吸收。磷质含量高的食物（见上）：牛奶、肉食、人工精制食品
2. 吸烟	
3. 酒精	
4. 长期服用类固醇药物	

骨质保护行动二：维持钙的正常吸收

避免进食磷质含量高的食物：
1. 全素食（Vegan）
2. 避免人工精制食品

避免酒精、吸烟。有健全的免疫系统又何必要长期服用类固醇药物呢？（见"免疫系统疾病"篇）

▶ Q1: 普遍认为喝牛奶可预防骨质疏松，不是吗？

A: 从上表可看出，人们以为牛奶是"高营养"，原来却是导致钙净流失的！这样又如何预防骨质疏松呢？

▶ Q2: 植物含钙吗？

A: 有！植物性食品中均含有钙。以下列出了各种含钙量高的蔬果、豆类、坚果品种。对比之后，你会发现其实我们一直都误会了以为牛奶是高钙且是钙质的唯一来源，事实并非如此。

部分植物钙含量：

奶类	钙含量
100ml 牛奶（作比较用）	140mg
100ml 豆奶	140mg
100ml 椰奶	38mg

水果	钙含量
橙（个）	52mg
西柚（个）	54mg
牛油果（个）	30mg
奇异果（个）	26mg
梨（个）	20mg

豆类	钙含量
140g 绿豆	179mg
140g 扁豆	72mg
150g 红腰豆	100mg
197g 红豆	130mg
230g 藜麦	140mg
100g 豆腐	150mg

菜类	钙含量
140g 白菜	148mg
140g 青或紫椰菜	66mg
140g 红菜头叶	162mg
140g 胡萝卜	46mg
140g 芥蓝（有机）	188mg
156g 西芹	67mg
140g 绿叶甘蓝	202mg
140g 孢子甘蓝	60mg
140g 西兰花	68mg

坚果种子类	钙含量
50g 杏仁	100mg
130g 腰果	48mg
70g 巴西坚果	112mg
120g 核桃	118mg
22g 奇异籽	140mg
28g 亚麻籽	70mg
14g 有壳芝麻	137mg

简单来说，要预防骨质疏松，我们有"八戒"！

就是要尽量：

戒肉、戒奶、戒茶、戒咖啡、戒太咸、戒汽水、戒烟、戒酒。

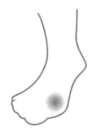

痛风症

痛风是一种代谢性关节炎，是嘌呤（purine）引起的新陈代谢障碍，使尿酸累积而导致的关节炎。当尿酸在人体血液中浓度过高时，便会形成一种被称为"尿酸盐"的尿酸单钠（monosodium urate）针状结晶体，并积聚于软组织如关节膜或肌腱中（下肢足部关节最常见）。这些外来添加物会吸引和刺激白细胞前来吞噬，继而释放出发炎物质，引起一连串的关节发炎性反应，造成关节剧痛、肿胀甚至变形。若尿酸盐沉积在肾脏，则会引发肾结石、尿道结石等阻塞性病症。

验血发现尿酸值过高怎么办？

血液中的尿酸越高，关节发炎疼痛的机会就会越大。可做的包括：

（1）及时服用降尿酸药物控制尿酸值。

（2）必须从自身的生活习惯与饮食做起，避免一切能诱发痛风发作的诱因。

你容易有痛风病吗？

高危因素	保护性因素 （有望让你告别痛风的折磨）
1. 饮酒 尤其是啤酒，是痛风病的绝对禁忌。 酒精在肝内代谢时，会大量吸收水分， 使血浓度升高，进而使本已接近饱和 的尿酸，加速进入软组织形成结晶	不喝酒

高危因素	保护性因素 （有望让你告别痛风的折磨）
2. 从食物中吸收过多嘌呤： （最坏的是动物性嘌呤） · 嘌呤含量高的食物包括： · 肉类（包括肉汁、动物性火锅汤、动物皮） · 动物内脏 · 鱼类海产（尤其是带壳海鲜） 动物性嘌呤加上消化肉类饱和脂肪时生成的酸性物质，会大大降低肾脏排走尿酸的能力。（摄取动物性嘌呤后痛风病发率高达五成以上） 菇类（不属肉类也算不上植物。菇类所含嘌呤没有肉类多）	素食含有的植物性嘌呤（原来并不坏）来源包括： · 豆类（例如腰豆、扁豆、荷兰豆、青豆等） · 芦笋、菠菜、椰菜花等 植物性脂肪及蛋白质在消化后能维护血液的微碱值，因此虽然是植物性嘌呤，但却没有阻碍，甚至可增加肾脏排走尿酸的能力 有研究亦证实，就算是高嘌呤的植物性饮食（传统上曾一度被认为因嘌呤含量高而会引发痛风发作），亦与痛风的发生无关，而且反而可以降低痛风概率
3. 血液持续酸性（助长关节发炎性反应），来自： · 消化动物蛋白及脂肪（动物性饱和脂肪） · 吃升糖值高的人工精制食物 包括白米饭、面包、白糖、用白面粉做成的白意粉、面条、糕点甜品等	选择能保持理想酸碱度的食物： 植物性食物（全素食） 天然不加工的食物（整全食物） 升糖值较低的整全主食（即糙米、小米、藜麦等全谷整全主食）
4. 高糖饮品 · 精炼高糖的人工饮品例如苏打水、汽水、碳酸饮料，果糖含量高的各款包装果汁 饮品虽不含嘌呤，但却会造成高尿酸。相信是因为： A. 与其酸性及利尿特质有关 B. 经常性进食升糖值高的食物或饮品会引起胰岛素抵抗，造成肾脏无法排泄尿酸	避免所有高糖或带有利尿性质的饮品

高危因素	保护性因素 （有望让你告别痛风的折磨）
5. 缺乏水分 · 平日忽略喝开水 · 炎夏时或剧烈运动后水分补充不足 · 常饮用有利尿作用的饮品，例如咖啡、茶和上述提及的高糖饮品	喝足够的过滤水 详情请参阅第四章"重拾健康，食物不是唯一"小节
6. 肥胖引起的关节压力	保持标准体重： 实行健康素食后，体重自然会随之改善，关节所要承受的压力便会随之减轻 如有血压高、糖尿病、胆固醇高等慢性病症，也能随之获得意想不到的改善

▶ Q1："只吃了一些豆，我的痛风马上来！"真的吗？

A: 很多痛风病人一听我建议他们可通过实行全素食来帮助减轻病情，都会第一时间报以一个万般委屈的表情说道："我不能吃素，因为豆类蔬菜都含有嘌呤。试过只吃了一些豆，我的痛风马上来。"
我想问："吃了一些豆后痛风发作的当时，你已吃下了多少肉类、面包、白米饭和包装饮品甚至啤酒呢？为何这些最坏的你从不在意也从不计算，反而却重点地去计算本来就不坏的植物性嘌呤呢？再者，蔬菜也不是所有都含嘌呤呢！"
我想在这里强调的是：植物性嘌呤，原来并不坏。
根据上文的讨论，我们现在更清楚地确认，植物性嘌呤与痛风的发生是无关的。所以，痛风患者大可以别再为了害怕痛风发作，而忌吃或放弃营养丰富全面又可代替肉类的豆类，或部分含有嘌呤的蔬菜了。

▶ Q2: 假如不吃肉，我可以怎样"吃得好"去吸收充足全面的蛋白质及能量？

A: 详情请翻阅第三章"素食基本问与答"。
实行健康素食方程式不但营养全面，同时亦避免了肉食带来的酸性、胆固醇、饱和脂肪，对保持标准体重，预防其他与痛风病息息相关的心脏血管病、脑卒中、三高病等，都会有相当的帮助。

肾病

肾（1）——肾结石

肾结石和尿管结石的种类	常见程度	备注
草酸钙结石（Calcium oxalate stones）	70%	都是钙化合物
磷酸钙结石（Calcium phosphate stones）	10%	
磷酸氨结石（Struvite stones）	10%	此石含钙Calcium、氨Ammonia和磷酸Phosphate，多是由尿道发炎的细菌在尿道里释放氨而引起的
尿酸结石（Uric acid stones）	5%~10%	是尿酸高人士要注意的
胱氨酸结石（Cystine stones）	<1%	此为一种先天性代谢病
药物或禁用化学剂引起的结石	<1%	可从黑心食品而来

为何会生肾结石？为何会生尿管结石？

从结石的种类来看，我们可知道，它们的形成起源于尿液中钙、草酸、磷酸及尿酸等矿物浓度过高，出现沉淀，继而成石。

尿液中矿物成分浓度过高因素		来源	预防肾结石保护行动
A 尿液中矿物质成分失衡	以下矿物质的流失和排泄就是尿液矿物成分浓度高的原因： 1. 当尿液中钙的流失过多 2. 当尿液中有过多草酸的排泄 3. 当尿液中有过多磷酸的排泄 4. 当尿液中有过多尿酸的排泄	★左栏 1~3 项与以下有关： A. 肉食、饮奶及乳制品 它们通通是酸性的动物蛋白，同时含过量的磷质，增加钙的流失，也增加尿酸的风险 B. 精制食品 含过量的磷质，增加钙及磷经尿液排走的量	1. 全素食 2. 吃整全食物
B 缺乏水分	充足的水分帮助稀释尿液中矿物质的浓度，防止结石的产生 水分不够会提高尿液中各种矿物质的浓度，纵容了肾结石的形成	你平日每天能喝够大约 2 升的开水吗？ 你是否经常饮用含有利尿功效的咖啡、茶、汽水、苏打、酒类等，令自己在不知不觉中出现脱水的情况？	3. 多喝开水、不依赖咖啡、茶等饮料 少饮开水、以茶代水的习惯确实是不可取 养成定时例行性的适量喝水习惯，不要等口渴时才一次性饮大量水 ★
C 泌尿系统障碍性阻塞	任何泌尿系统沿线的结构性狭窄，都会使小便排泄不畅通。尿液经常性滞留泌尿系统内，会增加结石形成的风险	结构性狭窄原因： ·泌尿系统发炎后遗症 ·电疗后遗症 ·受腹腔肿瘤压迫 ·先天性缺陷	你更需要尽量实行以上的保护行动，弥补结构性狭窄的缺憾

* 如何饮好水、饮对水，请参阅第四章第五节"重拾健康，食物不是唯一"。

肾（2）——肾衰竭

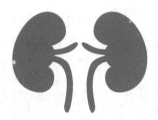

慢性肾衰竭（Chronic renal failure）的病因包括：
（1）长期而又控制不善的血压高（常见）。
（2）长期而又控制不善的糖尿病（常见）。
（3）自发性免疫系统病慢性破坏肾脏里微丝血管，导致肾功能衰退。

当肾功能衰退到不足以排尿排毒的时候，便需要进行人工洗肾以清洗毒素。万一遇到脱水、失血、休克等情况，肾功能更易一蹶不振，患者便需要提早洗肾。

洗肾的生活绝对不好过。腹膜透析、洗血等洗肾科技虽然已发展成熟，亦可以很有规律很有效地代替原有的肾脏功能，可是，患者及其家人需要面对这些非自然人工方法所带来的副作用、后遗症及并发症，其身心所受的痛苦，绝非笔墨可形容，旁人是难以感同身受的。

预防慢性肾衰竭可做的，其实就是从预防血压高、糖尿病及自发性免疫系统疾病开始。本书前文探讨过的这些病全部都与饮食有关，都离不开我们根深蒂固的肉食、喝牛奶、人工精制及熟食文化。这些一向被公认为"美食""营养""理所当然"的饮食，事实上在长年累月、无声无息地危害及威胁着我们的健康。要预防或减轻慢性肾衰竭，我们何不尝试放弃传统，以开放的态度为自己的生活做出改变呢？实行健康素食方程式（全素食，整全食物及尽量食生）必定有所收获。

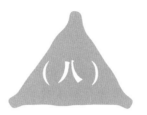

皮肤病

为何皮肤质量差?

皮肤完全反应你身体的健康

皮肤除了是人体的保护层、保暖层、感觉层外,还是人体排泄器官之一。皮肤的状况直接反映你身体的健康状况。单凭观察皮肤的状况,很多时候就已能略知长期(慢性)疾病人士的病情严重性。

你对皮肤有什么渴望?

年轻人	想摆脱暗疮
女士	美容,想容光焕发、抗衰老、没有皱纹,青春常驻
男士	同样想容光焕发、青靓白净、抗衰老等,也会介意面部的疤痕
病患者,如糖尿病、血管病、电疗后的病人	想避免伤口的形成;不幸有了伤口,也想伤口好得快
手术后病人	个个都想伤口好得快、好得靓、刀痕最好不明显;最怕增生性瘢痕(hypertrophic scar)甚至演变成瘢痕疙瘩(keloid)

为何皮肤质量差？为何伤口不愈合？

皮肤质量差的因素	伤害皮肤的恶性饮食习惯	皮肤保护行动
1. 缺水	·每天未能饮用足量开水 ·经常饮用含有利尿功效的咖啡、茶、汽水、苏打水、酒类等，令身体出现脱水情况	多喝好水、不依赖咖啡、茶等饮料 更多关于理想的喝好水的目标，请参阅第四章"重拾健康，食物不是唯一"小节
2. 血液环境偏酸性	所有类型的肉食（包括奶类、奶酪）	全素食
3. 脂肪、胆固醇	肉食	吃整全食物
4. 激素、荷尔蒙残留	肉食、精制食物	尽量食生
5. 化学品、色素、防腐剂肉食、精制食物	酒精、毒品	维生素 C 是身体生长细胞时必需的胶原蛋白结缔组织之原材料，不单是维系免疫系统的必需，也是身体的痊愈能力、再生能力、生命力的来源
6. 从饮食吸收过多的糖分	精制食物（包括面包、白米饭、白糖、饼干、薄饼、方便面、汽水等）	想皮肤健康，就不得不强调要从食物中吸收足够的维生素 C
7. 缺乏维生素 C	传统完全熟食 吸烟（消耗维生素 C 及阻碍其吸收）	戒烟酒毒品

　　以上所有恶性状况都在打击皮肤本身应有的新陈代谢及自愈能力，于是肤色变得暗哑，失去光泽弹性，伤口痊愈较慢或易于发炎。除了对皮肤有不良影响外，实际上这些恶性状况还加速了全身的老化过程。

▶ Q1: 你还认为动物蛋白是皮肤健康的来源，是皮肤的"补品"？

A: 答案就在以上的表格里！人们对皮肤的渴望，根本不需要从屠杀残害动物而来。

▶ Q2: 何为足够的维生素 C？每天吃一个橙？或是每星期吃上 2 至 3 个苹果就够？又或者每餐都有煮熟的青菜吃就足够？

A: 事实是：全部都不够！详情请参阅第三章"全素食之维生素疑问"小节及第四章"健康素食方程式实战篇"。

为何我满脸暗疮？

	生暗疮的原因	消除暗疮行动
	1. 动物脂肪 从肉食中吸收过多的动物脂肪，可能会令皮肤的油脂分泌增多，间接造成皮肤容易滋生细菌及发炎	
你是否每天都在吃肉、奶酪和饮奶？	**2. 动物尸体里的残余激素** 直接从肉食中吸收动物尸体里的残余激素，造成了吸收额外雄性荷尔蒙的情况	全素食
	3. 酸性代谢物 动物脂肪和蛋白在被消化后产生酸性代谢物，可经皮肤毛孔排泄。汗腺分泌的成分可能因此容易滋生细菌，容易酿成皮肤发炎	

	生暗疮的原因	消除暗疮行动
你是否每天也与精制食品关系密切？ 指的是一般每天都在吃的充饥"主食"，特别是各种面包、糕点、白糖、白米饭、饼干、薄饼、意粉、汽水、各种加工精制的零食、方便面等升糖值高的碳水化合物	1. 升糖值高的坏处 升糖值高的精制食物，会刺激一浪接一浪的胰岛素分泌，形成习惯性高水平胰岛素，刺激体内荷尔蒙（包括雄性荷尔蒙）分泌 2. 精制食品含有的化学剂的坏处 你每天吃下多少零食包装食品？当中又含有多少被标注为"食品级"的防腐剂、味精、精制盐等化学物质？皮肤为排毒器官之一，你懂了么	吃整全食物
你是否一向都习惯完全熟食？	1. 只进食完全煮熟的蔬菜水果 所有可以促进皮肤健康（减少发炎、伤口以最少疤痕痊愈）的不耐热维生素 C、植物生化素被彻底破坏了 2. 每天顶多只吃一个橙或苹果来吸收维生素 C 并不够	尽量食生 详情请参阅第三章"全素食之维生素疑问"小节及第四章"健康素食方程式实战篇"
每天有喝足够（最少 2 升）的水吗？	忽视喝水、饮用含有利尿作用的咖啡、茶、汽水、苏打、酒类等，令身体出现脱水情况	多喝开水、不依赖咖啡、茶、汽水等饮料 *
用了不适合的化妆品	含一大堆化学成分	不用也可以吧！ **
长期服用药物	含有荷尔蒙激素的药物	避免药物
踏入青春期	男孩的睾丸、女孩的卵巢及肾上腺都会制造雄性荷尔蒙来配合身体发育，刺激肌肉生长及长出体毛，毛囊的油脂腺分泌油脂也因而变得旺盛，造成皮肤容易滋生细菌及发炎	这阶段的你更需要努力实行以上的消除暗疮行动

* 理想的喝水目标，请参阅第四章"重拾健康，食物不是唯一"小节。

** 贯彻实行了以上每项消除暗疮行动后，皮肤的美丽自然浮现，又何需依靠人工化学"化妆品"呢？

你知道很多人已通过健康全面的饮食改变了自己的外表吗？

身边有很多个人的成功例子，包括我自己，通过健康的全素食配合着重吃整全食物及尽量生食（健康素食方程式），最终把困扰了多时的暗疮问题解决了！

▶ Q1: 医治暗疮不是用避孕药的吗？

A: 避孕药有很多副作用。

虽然吃避孕药可能会有些效果，但始终无法彻底解决雄性荷尔蒙及毛囊油脂腺分泌失衡的根本源头。所谓病从口入，暗疮的源头亦离不开你每天吃下的食物。又所谓药食同源，吃避孕药去整治暗疮，不如从以上消除暗疮的饮食行动着手吧！

▶ Q2: 我的暗疮是"遗传性"的，所以我相信我不能改变些什么，对吗？

A: 就算是遗传，只要你能努力改善自己的饮食，保持身体的理想酸碱度、减少身体排毒的负荷、减少吸收加剧皮肤分泌油脂的额外荷尔蒙，那么虽然遗传看似是注定的命运，但你仍然可以通过后天努力改变其病发程度或严重性。所以，千万不要放弃！

▶ Q3: 从皮肤也可看出你的胆固醇？

A: 胆固醇高，可在皮下沉淀，典型位置是两眼眼睑周围（学名 :xanthelasma）。

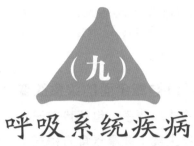

呼吸系统疾病

睡眠窒息症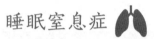

你容易有睡眠窒息吗？

高危指标	注	解决方案
1. 40岁以上男士 2. 超重肥胖	或颈围大于41厘米	除了天生颚骨小、颈短、鼻中隔偏曲这些先天轻微缺陷外，其他的致病原因，如超重肥胖、同时患有高血压、糖尿病、心脏病或脑卒中等，全都与饮食有关（见前文） 要预防、医治或减轻睡眠窒息所带来的潜在生命危险，第一步就是尝试全素食、避免精制食物、尽量生食蔬果，这不单有助于改善本来已有的各种长期慢性病；上呼吸道也会因此而减少各种因不良饮食习惯而带来的炎症肿胀，有助于改善呼吸气道狭窄的问题
3. 呼吸道狭窄	原因包括： · 天生颚骨小、颈短、鼻中隔偏曲； · 炎症引起的扁桃体肿大 · 过敏导致的鼻塞鼻窦问题	
4. 同时患有高血压、糖尿病、心脏病或脑卒中	全部都是睡眠窒息患者同时患有的常见长期病症	
5. 有饮酒或服用镇静剂的习惯	两者都是通过放松喉部而造成睡眠时出现呼吸暂停	避免饮酒或服用镇静剂

高危指标	注	解决方案
6. 吸烟	与吸烟连带的上呼吸道炎症肿胀有关	戒烟
7. 家族史	有家族史也并非难逃劫数	（见下文）
8. 寒背及颈椎前倾	这点的确少有人重视，但却值得一提 从人体上呼吸道的解剖构造及途径来看，都市人常见的寒背及颈椎前倾，原来就在不知不觉间加深了上呼吸道的弯曲程度，于是加重了呼吸道狭窄的结构问题，更突显睡眠窒息的症状，加重病情	如果可以找到一个专业而又在这方面有研究心得的脊椎医师、运动复康教练或物理治疗师帮助改善寒背及颈椎前倾问题，相信会对解决睡眠窒息的症状及减轻对药物或睡眠辅助器的依赖很有帮助

家族史不可变？

未必！一家人，同一屋檐下，有着相同的生活习惯、饮食习惯，所以很容易"一齐衰"。睡眠窒息及其致病风险全都是可以通过改善饮食而得以逆转的常见"都市病"。只要你肯正视你的问题并加以改变，就有能力摆脱你一直以来的"家族中人难逃劫数"的想法。有家族史并非一定要消极地"认命"。本章下文"生癌必然是家族性吗？"会有进一步讨论。

睡眠辅助器的使用

饮食的改变需要时间。如果患者的病症已属于严重级别，当务之急可借助专为患者需要而设计的睡眠辅助器（持续气道正压通气机 CPAP Machine），把加压的空气迫入受阻的呼吸道，让你在睡觉时能保持气道畅通。

可是，带着机器睡觉，其舒适程度可想而知。长远来说，睡眠辅助器并不能改善促进睡眠窒息的各种疾病诱因。归根到底，要治本，最彻底的办法就是改善饮食习惯。

哮喘、肺癌

	哮喘	肺癌
发病原因	气管对空气中的致敏原有过敏反应。常见的致敏原包括花粉、霉菌孢子、尘埃螨、空气污染物等	肺癌的形成主要源自吸烟、空气污染物（包括二手烟、厨房油烟、路边汽车废气、家居或车厢中的挥发性有机化合物、空气放射物）等（见第四章"重拾健康，食物不是唯一"小节，见P223）
免疫系统的角色	免疫系统过敏反应	在癌症的课题上，免疫细胞是防止病变的工具之一；亦是电疗、化疗、标靶治疗期间的辅助抗癌工具
健康饮食的角色	强化免疫系统，有助于减少乱吃引起的过敏反应	强化免疫系统，发挥其防止病变的潜能并有效辅助抗癌

　　虽然哮喘和肺癌的发病原因都是来自空气，表面看似与饮食无关，但免疫系统在背后对预防及稳定两者的病情都扮演着很重要的角色！最终，这两种病，仍然是与健康饮食大有关联！也有研究指出，以肉食为主的饮食（肉类、海鲜）会增加患上哮喘或花粉过敏的风险。

　　强化免疫系统的健康饮食法则已分别在第一章及第二章"免疫系统篇"中详述过了。下表做个总结：

弱化免疫系统之饮食	强化免疫系统之饮食
动物性食物（肉食、蛋、奶、奶酪等）	全素食
精致食物	整全食物
蔬菜瓜果全部熟食	蔬菜瓜果尽量食生

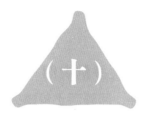

其他病症（肿瘤、血癌、痛症、情绪病）

人体结构精致复杂，全身任何一个地方都有出错生病的可能。本书只是拣选了较为常见的疾病作详细探讨。它们表面看来是不同部位、不同器官、不同性质、不同层次的疾病，但你会发现，其实它们有一个共同的根本病源，那就是都与饮食有关系！

"吃得好"实在是一把百搭的健康钥匙。健康素食方程式对上文所讨论的二十多种疾病，都能发挥预防、减轻甚至逆转的功效！要理解和解决那么多种不同性质的疾病，看似很复杂，但又顿时变得简易单一！下表尝试列出其他在本书中还未详细讨论的癌症肿瘤类疾病（其实也不能录尽所有）。

未能详细讨论的癌症肿瘤	"不明来历"的痛症炎症	情绪病	
		儿童	成人
血癌、骨癌 皮肤癌 肌肉脂肪肉瘤癌 血管肿瘤 神经线肿瘤、脑癌 甲状腺肿瘤 视网膜肿瘤	筋膜炎 软骨炎 神经痛症、神经敏感	自闭症 过度活跃症 行为问题	思觉失调 抑郁症 躁狂症

虽然在此不能逐一对上表内的疾病作详细讨论，不过，既然健康素食方程式对先前曾讨论过的二十多种常见病通通都能解得通、答得到，那么它的应用，又怎会不包括其他"疑难杂症"呢？

举例说明

白血病：是血癌的一种，问题源于骨髓失控地制造大量有变异的白细胞。真正的发病原因尚未完全知晓，但相信与环境污染物（例如辐射、化学物质苯）及遗传因素有关。表面上看，本病与饮食无关。不过，从另一角度来看，白细胞正是免疫系统的主角，我们也已探讨过饮食对免疫系统的影响。既然"吃得好"可吃出一个正常强壮有效率的免疫系统，那么，健康素食方程式为何不能使不幸患上白血病的病人受惠呢？

皮肤癌：主要成因是皮肤过度暴露于太阳的紫外线中。表面上看，本病与饮食无关。不过，从另一角度来看，皮肤细胞的新陈代谢和细胞的修补主要也是免疫系统负责的。虽然，避免过度曝晒是预防皮肤癌的主要方法之一，不过，既然"吃得好"可吃出一个正常强壮有效率的免疫系统，那么，健康素食方程式为何不能在维持皮肤健康及预防皮肤癌上做出贡献呢？治疗皮肤癌很多时候需要电疗。前文讲过，"吃得好"包括维生素 C 的吸收，有助于促进皮肤的愈合能力，那么，健康素食方程式又何尝不能让正处于电疗中或后的皮肤受惠呢？

"不明来历"的痛症炎症：所有的炎症都不外乎与我们免疫系统中的巨噬细胞有关。有炎症便连带痛症。既然称得上"不明来历"，表面上看，这病与饮食无关。不过，从另一角度来看，巨噬细胞又是免疫系统的一部分，既然"吃得好"可吃出一个正常强壮有效率的免疫系统，那么，健康素食方程式为何不能让长期受炎症痛症折磨的病人受惠呢？

自闭症、思觉失调、情绪病、抑郁症：精神科病的出现相信是与生长环境、个人性格甚至遗传等多方面因素互相影响有关。表面上看，这些病症与饮食无关。不过，从另一角度来看，食物中的成分及其消化后的酸性代谢废物确实都在随时随地左右我们的思考。那么，情绪病为何不能受惠于健康素食方程式呢？

恶化情绪之饮食	有关联的情绪病	情绪改善行动
精制食物、高糖饮食	抑郁症 思觉失调 上瘾 加重焦虑症状 暴力行为 降低身体应对压力的能力 降低认知能力（如学习和记忆）	全素食 + 整全食物 + 蔬菜瓜果 尽量食生
麸质（gluten）	上瘾 思觉失调 自闭症	
高脂肪饮食	上瘾 加重焦虑症状 抑郁症	
肉食＋精制＋蔬果全熟食	多种慢性病、癌症→加重焦虑抑郁	

感叹其实有出路……

我想读者都明白，所有疾病的根源都与我们的免疫系统有密切的关系。免疫系统是身体的护卫员，负责对抗外来侵略者，侦察退化损耗变坏的细胞，继而将其修复（这就是我们的自愈能力之一）。修复是要有规律地修，否则胡乱偏差的修复就变成癌症了。

有强壮健全的免疫系统，会直接或间接地降低我们患上顽疾的机会。假如已不幸患病，在接受常规治疗的同时，若患者也能积极地调养好自身的免疫力，相信会令治疗更有效并会减少因治疗而引起的副作用。不要忘记或低估我们身体本来已有的自愈力。我们可以通过健康的饮食及生活方式把这一自愈潜能发挥出来。而我们的免疫系统，就是这个潜能的核心。

所以，希望本书所分享及所教授的健康素食方程式，能使无论患病与否的你都可从中领略重振我们与生俱来的免疫系统潜能及自愈能力的原理及方法。对病中的朋友来说，这个意义更为重要。

患癌必然是家族性的吗？

很多来求诊的病人，其实他们并没有病，只是因为眼见家中的长辈甚至同辈都不幸接二连三地患上癌症，自然地担心自己亦会步他们的后尘，所以来求诊要求全身检查，希望可早点发现一些还未造成明显病征的病变。多数人都会觉得自己因为是家族中人，所以患上同类型的癌症是迟早的事，仿佛逃避不过，唯有"认命"或接受"厄运"。这样做其实都颇为消极，因为你是在等待问题的出现而非去积极预防其发生。

没错，有少部分的癌症确是遗传因子基因出现问题所引发的。可是大部分癌症的出现，却是我们长期让身体浸淫在有害环境中而造成的。食物是其中一个大范畴。一家人，同一屋檐下，有着相同的生活习惯、饮食习惯，所以很容易"一齐衰"。但当这些大家都不以为意的习惯每日都在暗地里威胁着我们的健康时，最后在同一屋檐下的每个人又何以幸免"出事"呢？

　　本书第一章详述了我们究竟如何吃错了。除此之外，缺乏运动、饮水不够、便秘、缺乏有规律的作息、生活压力、吸烟、喝酒、空气污染、水质污染、化学品污染、电子设备的电磁场污染等，都累积起来削弱着我们的免疫力，影响我们的健康。虽然不是每一项都能够以个人力量去完全改变，但自己可做的尽量去做，当中就以饮食选择拥有最高自主权。就凭这点，已能为身体提供充裕的时间去翻身重组，使健康重回正轨。（第四章"重拾健康，食物不是唯一"有更多说明）

　　至于不幸地遗传了变异基因的朋友，你们确有较高概率在年轻时病发。不过假如你们不放弃改变命运的机会，下点苦功更严格地去执行健康的饮食生活模式，你大可以减少那些不幸己天生出错基因的表达机会。这对于你的发病年龄的推迟及病发症状严重性的控制一定会大有帮助！

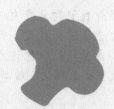

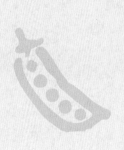

这一章所列出的问题，
都是在公开讲座及电台节目中常被提问到的。

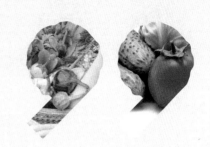

第三章

对素食之隐忧与质疑

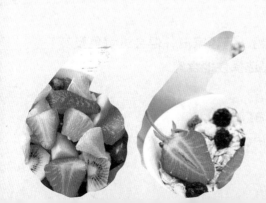

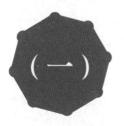

素食基本问与答

1

素食的分类

食斋

应该是最为人熟悉的名词，名称出自宗教信徒，因教义缘故，不想杀生，所以不吃肉。也同时因为要保持静心修行，所以不吃一些他们认为会刺激神经、增进性欲、带来愤怒情绪的五辛食物。五辛食物又称为五荤，包括大蒜、葱、小蒜、韭菜、兴渠（兴渠是一种香草，属于多年生草本植物，有浓烈的蒜味。主要出产于印度，在中国不常见，是一种近似香菜的植物，中药称为"阿魏"）。这类植物含有大蒜素（Allicin）。大蒜素有抗细菌、抗真菌、抗病毒、抗衣原体、减少血管硬化、减轻高血压、抗血栓、抗炎症功能，但其详细的临床应用还有待进一步标准化。

半素食

有些人选择不吃猪、牛、羊、鸡、鸭、鹅等家禽，但会进食鱼及其他海产。严格来说，这并不是素食，只是选择性地食肉。

素食（Vegetarian）

素食主义者不吃有生命的、有血有肉有感觉的动物，不过由动物生产的食品如牛奶、蛋、奶酪等是接受进食的。鱼及其他海产都是有生命的动物，所以素食主义者都不会吃。

全素食/纯素食（Vegan）

全素食主义者选择不进食任何从伤害或杀害动物而来的食品或副产品。除了不吃肉，蛋奶及由蛋奶为材料制造出来的食物也不吃，因为生产蛋奶的过程往往免不了伤害和虐待动物。另外，一些通过残杀伤害动物生命周期或生态环境而来的产品也不会食用，例如蜂蜜、燕窝、鱼翅、熊胆汁、阿胶等。

全素食主义背后多是基于道德及人道立场，认为动物与人一样，都是有生命的，所以人应以尊重及善待生命的态度去对待动物。因此他们往往都很自然地不会选用或穿着由动物皮毛做成的衣服或日用品。

与此同时，除了因对动物的关注而选择全素食外，现在已有越来越多的医学证据支持及证明全素食才能保障我们的健康和帮助解决数之不尽的长期疾病并预防癌症。

全生素食（Raw vegan）

全生素食主义是指生食全素食中的食材。其好处在本书第一章及其他章节中均有详述。

果食（Frui tarians）

果食人士只会选择进食植物的果实或种子。因为他们相信这样可减少对整棵植物的破坏，植物因此不会被整棵摧毁。

我留意到有些实行"果食"的人只是着重吃水果。这样的话，可能会偏向于单一吸收果糖，而吸收太多果糖可能会导致升糖值偏高，所以并不是太理想。有鉴于此，我趁机在这里提一提，果食其实并不是只局限于水果篮中的水果种类，而是包括多样性的植物果实，当中包括各种瓜类如翠玉瓜、苦瓜、佛手瓜、节瓜等等，果实类的蔬菜如西红柿、茄子、柠檬等等，亦包括各类型的坚果、种子及豆类食物。

2

我是什么类型的素食者？

常有人问我或向我提及，"素食者可吃什么？""全素食者又不可吃什么？""你是属于什么类型的素食者？""你可不可以吃这些？""葱蒜你又可以吃吗？""素食有多种，真的难以分别，令人混淆。""这碟菜的菜汁含有猪油，你不可以吃的，否则便破戒了！"……

我看问题的重点，并不是什么可以吃或不可以吃。谁来规范我们？不可吃但吃了又怎样？我们需要吃给谁看？为何容许自己像是被迫地跟着别人的规范定义而作出自己的选择？曾有朋友关心地问："这里满是美味的肉食，在引诱你破戒，你忍受得了么？"我心领及感激朋友对我的关心和尊重。

对于我而言，我在食物上作出的选择，其实并没有、也不是从什么规条或定义而来，一切只是从心出发。我的心来自我感同身受动物们的苦与痛，继而来自想为自己而吃，善待自己。只要背后没有动物们的苦与泪、没有人工化的勉强改造、没有自然生态环境的破坏，都可以是我的食物。就是凭着这样的信念，我不知不觉中落入了别人眼中的"全素食者"这个类别里。食生就是我"进补"的方法！

在我心底里，并不存在"可以不可以"或者"破戒与否"的问题。因此我也没有什么允许吃或者什么不允许吃的问题。别人眼中的"美食佳肴"，往往因被我看透了其背后的血腥及对自身和环境的破坏力，很自然地，让我产生不了吃它们的欲望，甚至完全没有把它们视为食物的感觉。既然它们失去了对我的吸引力，我又何需去"忍"呢？既然没有"忍"，我又何来"破戒"呢？

假如你在苦恼何为"允许吃"、何为"不允许吃"及如何避免"破戒"的话，这便反映了你正在为别人、为定义而吃，而非为自己而吃。因为你在定义的框架里，你在介意别人怎样看你。

选择食物从尊重生命、善待动物这个核心出发（之后就会发觉原来健康随之而来）。很自然地，我在食物以外的日常生活、日常用品、家具的选择、衣着等方面，亦会自然地同时跟着这个心出发，于是食全素、

337

穿全素、活全素，就成了自然不过的取向。凡有动物皮毛的衣着或日用品、买卖动物、付钱看动物表演等等，都不是我喜好的。不只是我，与我志趣相投的朋友，也都很自然地有着这样的生活态度。

3

素食的脂肪、蛋白、能量从何来？

到现在为止，我们看够了肉食给身体带来的百般伤害。但不吃肉，又何从吸收蛋白质和脂肪呢？

事实上，最理想的蛋白质和脂肪应是从植物而不是从动物来的。食材应以食用它的原状为准则，应尽量避免精制食品。

多样性地选择食用各种豆类、坚果、种子，甚至一些蛋白质和脂肪含量较高的水果，就可轻易达到健康又全面的营养标准了，包括必需氨基酸（essentialamino acids）的摄取。选择其实多的是，而且吃法绝不沉闷！（见以下表格例子）

这些食物，不单在提供优质蛋白质及不饱和脂肪方面营养全面，而且食物消化效益高，能为身体带来充足的能量及生命力，脂肪及卡路里的提供也绝不差于肉类！以下数据可作参考。

	食物种类（每100克）	蛋白质含量	脂肪含量	碳水化合物	卡路里
肉类	牛肉	26 克	15 克	0	250
	猪肉	27 克	14 克	0	242
	鸡肉	27 克	14 克	0	239

食物种类 （每100克）	蛋白质 含量	脂肪 含量	碳水化 合物	卡路 里
豆类 不同种类的豆可以 是汤里的材料，也 可以加入糙米饭一 起吃，还可经发芽 后生食	红豆	20 克	0.5 克	63 克	329
	扁豆	9 克	0.4 克	20 克	116
	绿豆	24 克	1.2 克	63 克	347
	眉豆	3 克	0.4 克	19 克	90
	红腰豆	24 克	0.8 克	60 克	333
	鹰嘴豆 （鸡心豆）	19 克	6 克	61 克	364
坚果类 是做小食、酱汁或 打蔬果汁的好材料	核桃	15 克	65 克	14 克	654
	杏仁	21 克	49 克	22 克	576
	腰果	18 克	44 克	30 克	553
种子类 各类种子，可浸水 催芽后做菜品配料 或是用作打蔬果汁 材料之一、又或者 经发芽后生食等等	亚麻籽	18 克	42 克	29 克	534
	南瓜子	19 克	19 克	54 克	446
	芝麻	18 克	50 克	23 克	573
	奇异籽	17 克	31 克	42 克	486
水果类 牛油果是打磨后做 酱生食的好材料	牛油果	2 克	15 克	9g	160
	椰肉	3.3 克	33 克	15 克	354

　　根据标准营养建议，对一个每天一般摄取 2000 卡路里、体重 50 千克的成年人来说，每天所需要的摄取量如下：

蛋白质
每天应摄取 40 克

脂肪
每天应摄取 40~70 克

4

素肉、豆腐和豆浆有什么潜在问题？

替代假肉和豆腐一般都是精制的黄豆食品，也少不了添加各种化学剂、防腐剂、调味料、色素、味精等。有些假肉甚至还偷偷加入了动物成分。

此外，食用过多替代假肉、豆腐或豆浆，就可能间接把你的饮食变成以黄豆为主的饮食结构，这样并不理想。黄豆虽然也能提供植物性蛋白质，但却并不是最理想的植物蛋白来源。因为：

- 现在大部分买到的黄豆已是基因改造（GMO）的农产品，从长远来看，它对人体健康的影响还无法十分确定。
- 黄豆含有丰富的植物性雌激素大豆异黄酮素（Isoflavones）。科学家在植物性雌激素能预防或增加癌症风险（特别是乳癌）的议题上仍有很多争议性的讨论。
- 替代假肉和豆腐的制成，都必经加工程序，可能会出现食品安全问题。
- 现成的豆浆，多加入了相当的白糖成分，并不健康。

所以，外出光顾素食餐馆不及自己在家动手做好！
因为：

- 只要是餐馆，无论是素食或非素食餐馆，都需要顾及成本和不同顾客的口味，所以都离不开多油、煎炸、多盐、多人工调味料等加工手段。
- 所用的油盐一定比不上家用的品质好，这点可以理解。
- 上餐馆吃到的，大部分是假肉和豆腐。
- 蔬菜也是传统熟食，缺乏能生吃的新鲜蔬果。就算有，又可能因怀疑蔬果未必洗得彻底而不敢多吃。

为了宝贵的健康，不妨认真考虑改变自己已有的但不理想的生活习惯。多在家吃，带中午饭上班。尝试把家里的厨房和食物视为医药的一部分。最初要改变，确是要下些工夫，要些决心。但当一切已成习惯，再加上亲身见证过健康素食所带来的好处时，你会发觉根本不想再走回头路。

5

素食的饱肚感从何来？

很多人认为开始尝试吃素的时候会感觉不够饱，肚子很快就饿了，所以错误地对素食下定论，认为吃素提供的能量不够。我利用以下这个表格，尝试解释为何开始尝试吃素的时候会感觉很快就饿了，饱肚感不够。相信是与我们同时间搭配吃下纤维含量低的精制主食（白米饭）有关。

食物（消化难度）	主食（释放糖分速度）	最后总和的饱肚感持续效果
肉食（难）	白米饭（极快）	持续
素食（易）	白米饭（极快）	不持续
肉食（难）	糙米（缓和稳定）	持续
素食（易）	糙米（缓和稳定）	持续

由上表可见，想素食又想维持饱肚感，要诀就是同时间选择进食属于整全食物的谷物例如糙米、红米、小米、藜麦或其他未经磨去壳的谷物（小麦除外[1]）[2]。因为它们保留了原有的壳（纤维），所以在消化过程中糖分的释放缓和（低升糖指数），避免血糖水平大起大落，使饱肚感得以持续。

有些人因为不吃肉，所以多吃白米饭、白面包、白面条、白意粉、薯仔、饼干等"主食"来填饱肚子。这样真是大错特错了！

第一章已详细说明，这些升糖指数高的精制主食，进食后只会带来没有营养价值的血糖飙升，刺激超水平的胰岛素分泌来应付一时之需，但很快地，过多胰岛素又会把血糖迅速降低，诱发肚饿感觉。

注[1]：小麦含有麸质（Gluten），可能会引起免疫系统过敏反应或影响情绪，因此，就算全小麦也不被视为健康全谷物之选（详见下节）。

[2]：食用糙米或其他未经磨去壳的全谷物时，尽量选择有机种植的，因为常规耕种用的化学剂有可能会残留在谷物的壳上（详见第四章）。

而消化肉食中的动物脂肪与蛋白质是很难的，消化系统也需要多些时间把食物消化，所以就算配搭白米饭，餐后饱肚感都会持续。在第二章中，我们详述了多项疾病、消化不良都与进食肉类有关。尽管肉质含有一些营养又能持续饱肚感，但却是坏处明显多于好处。所以，每餐要靠吃肉来维持饱肚感，实在得不偿失！

素食后若仍食用白米饭作为主食的话，就会出现饱肚感不能持续的情况。食物渴求感又诱使我们容易再去选择同样是升糖指数高的精制加工食物以解心瘾，形成恶性循环，对身体健康带来以下害处：

· 肥胖、脂肪肝、胆固醇上升、增加患糖尿病风险或加重病情。
· 增加患上癌症的风险：因为飘忽的血糖造成血液中胰岛素基数惯性偏高，打乱了体内原有的通过类胰岛素生长因子（Insulin-likegrowth factor）来刺激细胞生长及分化的信息，间接增加患上癌症的风险，特别是身体对荷尔蒙最敏感的部分，包括乳房、卵巢及前列腺（详情可参阅第一章"非常损害我们身体的精制食物"小节）。

有人会吃白米饭加糙米，还很仔细地去钻研白米饭加糙米的比例。不过既然明知糙米好，为何不好到底？！就尽量吃百分百糙米吧！吃粗粮口感不好，吃不下？习惯而已。我已多年没有吃白米饭了，偶然外出吃一顿白米饭，反而感觉消化滞留呢！

6

我对水果"敏感"，吃了会拉肚子？！

水果含有的纤维和水分，可帮助排便。有些人因为对吃水果有种种误解，平日很少吃。偶然吃上有益的水果，肠胃反而会有些反应，马上会有便意，甚至像是拉肚子。其实，这些现象，是身体自我调整的过程，排出的大便，便是大肠累积了多时的宿便。只要喝充足的开水，调整期后肠胃的功能自然会恢复正常，又何惧之有？

一般我们已习惯把所有蔬食煮透来吃，若再因为误当自己对水果"敏感"而拒绝吃的话，又何从摄取身体绝对需要的维生素 C 呢？

7

"体寒"的你，怎能吃蔬果和食生？

首先要说明，本节的内容承蒙好友李宇铭中医师赐教，是在参考、理解了他以往的文章后编写而成的。

一个人身体的寒热原来并非单一是寒或单一是热。转述李医师所说："从中医角度，一个人的身体，很难会'完全的寒'和'完全的热'！大部分人其实都是'寒热并见'，例如有'上热下寒'，或者'胃热脾寒''肠热宫寒'……身体不同的五脏六腑部位，其实可以同时有寒有热！"

所谓"药食同源"，药物和食物本来都是吃下的东西。后来之所以分了家，是因为先人把特性较强的"食物"归纳为"药物"；而特性趋于平和的就被归纳为"食物"。因此，就算食物本身有寒热的特性，也只是"寒中之微寒"。我们习惯用"寒热"去标签药物和食物，但其所指的寒热程度实在是大不相同的。

食物的寒热亦不等于身体的寒热。被标签为"寒"的食物，吃下时的分量和经消化后的能量去向，以及最后对身体内五脏六腑的影响，就未必依旧是"寒"。中医学里对这个复杂的转化过程有深入的论述，有兴趣的读者可自行进修挖掘。

人体是一个动态的生命有机体，我们与生俱来就有能力保持自身内在的平衡。除此之外，身体的寒热亦可通过各种方法去调节，例如通过大小便、出汗、出暗疮、出疹等等。越是健康的人，保持自身内在平衡的能力就越强。

当我们健康时，原来身体不怕寒热

人体若是本身健康血气充足的话，即使遇到寒热食物兼夹，身体也能够自行调节。这就是为何有些人吃很多辣椒也不会"上火"、有些人吃很多寒凉食品身体也没有毛病的原因。 换句话说，假如身体本身强壮健康，纵使食物有寒热的偏颇，也不会对身体造成伤害。

吃点寒凉食物反而有助于维持及强化身体的内在平衡能力，使身体长久变得不怕冷！一时之间吃下温热的食品，舒适温暖只是短暂的，不能长久。假如长期吃温热的食品，则不能帮助人体自我恢复阳气，久而久之，我们的肠胃就变成不再需要这么多"阳气"，这等同于变相削弱了人体的阳气，以致最后使人更加怕冷呢！所以若我们希望获得长久健康不怕冷的体质，便要通过吃点"寒凉"的食物来锻炼出阳气，才能达到体质强壮及获得更持久广泛的寒热耐受性之效果。

从西医角度来看，身体潜在的自愈调整能力，其所依赖的资本，很大部分是来自我们平日从饮食中累积的维生素（特别是维生素 C）、植物生化素、酵素等提供的生命力元素。这些宝贵但又不耐热的生命元素，恰恰就是来自一般都被称为"寒凉"而"避之则吉"的天然、需生吃的蔬菜水果！！

不少人总是觉得要将食物变得很平和，比如觉得煮寒凉的食物就总要放一些生姜去"调和寒热"。其实，除非你正身患重病而必须对食物讲求额外的寒热平衡，否则，一般人实在不需要如此过分担心。

当我们生病时，便要吃得平和中性

人的内在平衡被打破了，自行调节的能力也自然失去了。感冒时，就算没有风吹也会觉得冷。所以，生病时就不是锻炼饮食寒热的好时候，就不要锻炼。就像你生病时不会坚持做运动一样，因为不单力不从心欠缺成效，或许还会出现反效果。

患病时，我们可做的就是多休息、多喝水，给予充裕的休养环境让身体自动调整。这时候，就真的需要较为留意如何吃得平和中性了。吃得清淡、务求寒热平衡可令身体有个休息的机会，集中能量去进行调整及自愈。假如你是重病，要开刀做手术，基本上也不必为"吃什么"而伤脑筋。因为，这时候在医院病床上的你，床头也肯定会挂上"不准饮食"的指示牌，医护人员也不会为你送上任何食物呢！

当我们体质偏虚之时，便是应实行"肠胃健康五法"之时

偏虚即是说身体正处于健康与生病两种状态之间，又俗称为"亚健康"状态，欠缺"元气"。感觉就是：算不上病，因抽血验查样样都属"正

常"，但又不见得精神饱满精力充沛。试问有谁未曾领略过个中滋味呢？

假如在"亚健康"状态时，或当病情已经得到缓解、身体正在逐渐恢复之际，我们依旧只单纯地运用上述第二点提及的"生病饮食法则"，只是一味额外注重寒热、保持非常清淡平和的饮食，希望以人为的方式在食物之间预先做到"寒热平衡"的话，肠胃就将不会得到足够持续的锻炼。这种"温室里"的平和饮食方式，是可以让你继续维持现存的健康状态（即现有的亚健康状态），但却未能足够帮助你恢复应有的元气和生命力，距离理想的健康状态仍然尚远。

这时候，就是我们可随着自己的个人能力，循序渐进地让自己开始进行以下五项法则的时候了：

A	B	C	D	E
吃粗粮	全素食	尽量食生	偶尔断食少吃	吃寒凉

这五项可被喻为"锻炼肠胃健康五法"！

不过读者也需留意，若要改变和适应得自在，一切必须循序渐进，勿强走极端。否则，很可能会在你还未曾感受到新改变所带来的益处之前，便因为先感受到很强烈的反应而从此失去实行改变的动力，永远错过一个能让你迈向真正健康的机遇。

8

若饮食每以"碱"为选，是否会导致身体过碱？

身体理想的酸碱度应是微碱的。而身体多项新陈代谢均会制造酸性的代谢物，需要中和。所以饮食每以"碱"为选，也无惧会导致身体过碱。

不吃蛋、奶、面包可行吗？

1

非吃鸡蛋不可？鸡蛋真的健康吗？

一只蛋的营养价值有多少？蛋的营养成分是否是不可取代的？请看下图。

脂肪

蛋（动物性脂肪）

· 蛋里所含的脂肪有两种：胆固醇及饱和脂肪

· 两者皆是增加多种长期疾病和癌症风险的有害脂肪

植物性脂肪

· 植物没有胆固醇，只有不饱和脂肪

· 正是身体需要的有益脂肪

微量元素（selenium）、维生素 A、钙质、铁质

蛋

蛋中这些成分含量只属一般！

植物

蔬果、豆类、五谷类、坚果种子类，一样含有这些营养！

蛋白质

蛋（动物性蛋白质）

动物性蛋白本身并没有不好，可是，畜牧业过于密集及违反天然的饲养方式，所生产的肉类、蛋、奶食物，都无可避免地含有大量残余化学物质

植物性蛋白质

多样性地选择食用各种豆类、坚果、种子、一些蛋白质和脂肪含量较高的水果，便可轻易营养达标，包括必需氨基酸的摄取

所以鸡蛋并不是唯一必吃或必须完全依赖的食物哦！

食蛋还有什么隐忧？

沙门氏菌的威胁

鸡的肠道内常存有沙门氏菌，母鸡的阴道和排泄肛门是同一通道，因此鸡蛋壳亦常染有沙门氏菌。沙门氏菌更可直接感染鸡的卵巢，使部分蛋黄在蛋壳还未形成时已受到感染，因此不论进食生蛋，还是未经煮至全熟的蛋（例如：蛋饼），都有被感染的风险，而沙门氏菌引起的肠胃炎更为致命。蛋壳上的沙门氏菌亦可经由我们触摸蛋壳传播到其他食物上。

随蛋一起送上的药物激素

颜色添加剂：母鸡过度生蛋，蛋黄欠缺营养及应有的深黄色，业界会用角黄素（canthaxanthin）来喂鸡。所以我们吃下蛋黄时，其实也吃下了色素添加剂。

激素荷尔蒙：供违反天然的大量繁殖所用。

镇静剂：预防鸡在拥挤的环境下，因烦躁而出乱子或互相攻击。

抗生素、疫苗：预防鸡在拥挤的环境下，被传染疾病。

以上所有人工化学剂及药物，都会残留在鸡肉及鸡蛋中，对健康构成很大的威胁！

吃蛋的反思

鸡蛋营养超级好？非也。

全素食（vegan）是结合了慈悲、环保及健康三个宏大意义的生活态度。鸡蛋表面看似没有残杀动物而且营养好，但事实并非如此。假如我们吃下按正常生理周期产下的自家养鸡蛋，那还算可少吃一些人工化学剂及药物，但对比起植物性的蛋白质和脂肪等营养，其实也算不上是什么奇珍补品。

▶ Q: 不吃肉，多吃蛋、奶、奶酪、忌廉等来补充蛋白质和脂肪好吗？

A: 看看蛋、奶所含的营养，实在并非我们想象中的唯一及丰富。再看看蛋、奶所附带的健康威胁，却是坏处明显多于好处。每天必吃蛋喝牛奶，反而是每天受到的损害更多一些！同样地，每餐必吃肉，亦是每餐受到的损害多一些。两个传统的"营养"概念，实在使我们得不偿失！

2

非喝牛奶不可？喝牛奶真的健康吗？

关于牛奶、奶类食品的一些真相		对健康的威胁
牛奶是酸性的！	奶类食品含有高比例的酸性物质：磷、氯、硫 + 动物蛋白→消化后明显增加身体酸性 要吸收奶类食品当中的"营养"，身体就必须额外从骨质里消耗碱性的矿物质钙来维持身体的正常酸碱度	全部都会促使骨质疏松
牛奶磷质含量高！	牛奶中的磷质含量比人奶高，太多的磷吸收会阻止钙的吸收及加速钙的流失	
太多蛋白质原来是有害的！	从肉类、奶类食品中摄取的过多的蛋白质，会被燃烧来提供能源，过程中会产生硫酸，需要消耗体内的钙储存，形成硫酸钙才能通过尿液排出	

关于牛奶、奶类食品的一些真相		对健康的威胁
我们没有能力消化乳糖啊！	乳糖酵素是消化奶类食品必需的。可惜成人的肠胃（尤其是东方人）大多缺乏或完全没有 消化不了的乳糖就在肠里发酵 刚出生的婴儿肠胃含有乳糖酵素以供给消化从母乳来的乳糖。在自然成长过程中，体内的乳糖酵素会渐渐减少或消失，生理结构也向我们说明，成人身体已不再需要靠乳品来供应营养	· 引起肚子胀痛或诱发腹泻 · 便秘也可以是乳糖不耐症的临床表现
不想要的动物脂肪！	较难消化，消化停滞，减慢肠胃蠕动动物脂肪（胆固醇、饱和脂肪）及连带的额外激素亦与多种疾病癌症有关	· 促进便秘 · 促进多种慢性疾病与癌症 · 增加暗疮形成
原来是致敏原！	已有很多免疫学研究指出牛奶及奶类食品当中的动物蛋白可诱发不寻常免疫系统反应	诱发多种过敏症
可能是黑心食品！	奶粉是经过多重加工的牛奶，同时酝酿动物疾病及黑心食品的威胁	黑心食品意想不到的后遗症

▶ Q: 到此为止，你还觉得我们必须喝牛奶吗？喝牛奶真的健康吗？

A: 不是吧！要预防骨质疏松、肚子胀痛、过敏性腹泻、便秘、多种过敏症，反而要从今天起戒掉牛奶和其他含牛奶成分的食品（如奶酪、雪糕、蛋糕等）或饮料（如咖啡奶茶）呢！

3

不吃肉不喝奶岂不是会骨质疏松？

绝对不会！因为酸性、磷质等的关系，吃肉喝奶反而是导致钙流失、促使骨质疏松的主要原因呢！

曾有流行病学报道指出，喝牛奶最多的西方国家所出现的骨质疏松发病率反而较高！

饮奶文化出于	事实真相及如何替代喝牛奶
1. 想要安全有效地摄取蛋白质和脂肪	实行：全素食＋整全食物＋尽量食生 · 怎样安全有效地摄取蛋白质和脂肪，详见上文"素食的脂肪、蛋白、能量从何来？"
2. 想要补钙，预防骨质疏松	· 植物性钙质的来源及骨质疏松，详见本书第二章"关节病"小节
3. 想要维生素	· 怎样有效地摄取维生素，详见本章下文"全素食之维生素疑问"

4

为何要戒吃面包？

面包、饼干、面条、意大利粉、通心粉、薄饼为何不好？

升糖值高

小麦（Wheat）去了壳后磨成白面粉（White Flour），属于精制食物。而白面粉就是以上所有食物和大部分糕点甜品的主要成分。因其欠缺纤维，所以不是全食物，升糖值高。

含其他有损健康的物质

例如奶粉、白糖、防腐剂、色素、猪油、牛油等等。

小麦本身的三大问题

人体对小麦的麸质蛋白质（Gluten）敏感

麸质蛋白质可在一些有基因遗传病（乳糜泻 Coeliac disease）的人身上引发人体免疫系统的过敏反应，引起肠道炎症，导致小肠壁绒毛萎缩，影响养分吸收因而营养不良。肠道炎症也同时破坏小肠壁原有的防渗透防御功能，肠里的细菌及在消化中产生的新陈代谢废物因而得以入侵血液，再进一步触发更多有连贯性的免疫系统敏感反应，间接诱发身体出现不同形态的免疫系统疾病，包括甲状腺炎、一型糖尿病、多发性硬化症、肾炎、关节炎等。

虽然这种基因遗传病比较罕见（大约占总人口的 0.5%~1%），但有相当数量的人，虽未患有此类遗传病，却也会对麸质（Gluten）敏感而触发较轻微的上述反应，出现一些极不明显的症状，例如无故腹痛、轻微腹泻、消化不良、腹部胀痛、便秘、皮肤无故过敏出疹，甚至容易疲劳、头痛、关节胀痛等等。这些症状，无论在儿童或成年人中，全部都极易被忽略且不易得到正确的临床诊断。

收割小麦前施用的化学剂

常规耕种的农夫在收割小麦前常使用一种附带有干燥功能的除草剂草甘膦（Glyphosate），这种除草剂可保持小麦种子干燥，减少在储存期间及磨成面粉后因发霉而导致的损耗。草甘膦附在所有小麦收成品中，人体长期吸收草甘膦会增加患上 B 细胞淋巴瘤的风险。至于草甘膦引起的其他癌症及对孕妇胎儿心脏血管的影响，则有待验证。

小麦被消化后的负面情绪反应

小麦蛋白被消化后会转化成一种鸦片类的氨基酸（Glutenexorphins），刺激神经系统的鸦片类受体（Opioid receptors），可立即使人觉得兴奋开心满足；随后又会在不知不觉中产生类似上瘾的后果。于是当我们在吃由面粉制成的各类食物时，很容易不受控地吃过量而导致肥胖。

医学研究亦有资料显示：氨基酸极有可能是导致儿童自闭症（Autism）及成年人患上思觉失调症（Schizophrenia）的原因之一。

▶Q1: 选择吃全麦面包好吗？

A: 其实全麦面包的主要成分仍是白面粉！全麦只是加入了少量的幼滑麦粉而已，所以，全麦面包的升糖值与白面包实际差不多。有些全麦面包中的咖啡色，可能只是来自添加的色素。面粉所含的麸质仍然是一个问题。

▶Q2: 那么，使用有机小麦及有机全麦面粉（organic wholewheatflour）制作的食物健康吗？

A: 这样可减少升糖值高及化学剂草甘膦对身体的威胁，但仍避免不了身体对麸质的敏感反应和氨基酸对身体的不良影响。

▶Q3: 我是否需要完全无麸质（Gluten Free）？

你当下的身体状况	无麸质的程度
Coeliac disease 遗传病者	是，绝对要无麸质
身体健康，没有痛症、没有受到消化不良问题困扰	少量含面粉成分的食物应不伤大雅。但既然已知小麦麸质的多种坏处，也应尽量避免让面粉成为你的主食。有时，敏感的问题会日积月累的
正在苦恼自己为何无故腹痛、轻微腹泻、消化不良、腹部胀痛、便秘、皮肤无故敏感出疹、容易疲劳、头痛、关节胀痛等，且看过了很多医生，做过很多检查，也未找到答案	你不妨用三个月的时间，自己进行一次无麸质实验，期间最好尽量配合全素食，看看能否有助减轻或改善困扰你多时的问题。连续一至三个月，每天食用相当于 4 片面包的餐单，其实已经含有足够的诱发力诱发出各种与麸质敏感有关的症状。假如你多以三明治为正餐的话，你已中招了

以下列举一些含有和不含麸质的谷物以作参考

含麸质的谷物 （Grains contain Gluten）	不含麸质的谷物 （Grains Free Gluten）
· Wheat（小麦），包括：Spelt（斯佩耳特小麦）、Kamut（卡姆小麦）、Farro（法罗小麦）and Durum（杜兰小麦） · Barley（大麦） · Rye（黑麦） · Triticale（小黑麦） · Oats（燕麦）★ · Pearl Barley（洋薏米）★★ · Couscous（古斯米） · Malted Barley（酿酒麦芽）	· Rice（米） · Buckwheat（荞麦） · Corn/ Polenta（玉米） · Quinoa（藜麦） · Millet（小米） · Flax seeds（亚麻籽），Sesame（芝麻） · Oats（燕麦）★ · Job's Tears（or Hato Mugi）（薏米）★★ · Amaranth Seed（苋菜籽） · Sorghum（高粱） · Teff（苔麸） · Wild rice（野米）

★ 燕麦（Oats）本身并不含有麸质（Gluten），但燕麦是小麦田的轮耕作物，所以会出现燕麦/小麦混合污染的可能。除非特别注明无麸质，否则应视其为含有麸质。
★★ Pearl Barley（洋薏米）与 Job's Tears（薏米）的外表一般难以分别，所以在不清楚的情况下可选择两者皆不取。

5

如何选择含有麸质的药丸？

为了确保药丸里活性成分（active ingredients）的稳定性及促进其有效地被吸收，制造药丸时都会加入一些非活性成分（inactive ingredient）。这些非活性成分多是从马铃薯提炼出来的淀粉羟基乙酸钠（Sodium StarchGlycolate），有时是从米（rice）或小麦（wheat）或玉米（corn）提炼出来的。假如是从小麦提炼出来的话，便自然会使药丸含有麸质（gluten）。

假如你正在怀疑自己是一个需要尽量避免进食麸质的麸质过敏症（gluten sensitivity or gluten intolerance）人士：

口服药丸中含有的麸质剂量实在是很微量的，与一块面包所含的麸质相比，实在不可相提并论。偶然因需要而从止痛药或其他短暂性药丸吃下的微量麸质，并不会为你的健康带来任何损伤性的威胁。

假如你是一个需要绝对避免进食麸质的极端麸质过敏症（absolute gluten allergy）病人，你可以：

告诉你的医生，要求开无麸质的代替药物

但还得要知道，即使药物标签注明原材料不含麸质，也保证不了在制作过程中不会出现交叉污染。曾有麸质过敏症患者服用了注明不含麸质的药丸后仍出现过敏反应。

手术后用止痛药

如果你的医生或药房无法保证及供应不含麸质的止痛药，你大可以选择不服止痛药。从经验所得，一场大手术后最痛苦的时期是手术后最初的几天。这个时候通常病人还需要在医院里留医接受观察。止痛药可以用静脉注射的形式供应，自然没有了药丸含有麸质的担忧。伤口痛会随着时间的推移而减轻，到出院的时候，病人通常已不太需要口服止痛药了。

其他药物

最后还是要强调一句："如果可以，则避免选择服药丸。"在这里想提醒读者的是，如你愿意开始实行本书中跟大家分享的健康饮食模式，你本来需要通过药丸来"解决"的症状或会慢慢因为你吃得好而得到改善，继而不再需要服用药丸呢！

全素食之维生素疑问

1

全素食的维生素 B_{12} 来源

维生素 B_{12} 的主要功能是帮助制造红细胞和维持脑部及神经系统的运作。所有动物，都需要直接或间接地从细菌源中获取维生素 B_{12}。

维生素 B_{12} 的来源有以下途径

（1）肉类食品，包括家禽肉、肝脏、鱼肉、蛋、奶、奶酪及其他奶类制品等。

（2）海藻类食物，例如螺旋藻（Spirulina）、各种形态的海藻（Algae）、小藻球（Chlorella）。

（3）酵母衍生或经细菌作用发酵的食物，例如发酵的豆类食品、酵母粉。

（4）小麦草。

（5）米糠。

（6）所有在制造过程中被加入了维生素 B_{12} 的食物（Vitamin B_{12} Fortified Food）。常见的维生素 B_{12} 强化食品有早餐谷类麦燕、品牌豆奶等等。

（7）营养补充剂。

（8）营养酵母（Nutritional Yeast）。

（9）泥土中或粪便中含有的细菌。

　　一个标准的成年人体内所储存的维生素 B_{12} 为 2~5 毫克。当中 50% 存储在肝脏中。每天大约有 0.1% 的维生素 B_{12} 会从胆汁排出。肝脏的存储加上维生素 B_{12} 能循环再用的特质，如遇上维生素 B_{12} 吸收不够的情况，存储量一般都可以维持好几年。

维生素 B_{12} 的吸收		吸收可靠度
肉食中的维生素 B_{12}	直接以活性维生素 B_{12} 形式吸收	可靠
植物来源的维生素 B_{12}	有部分吸收了的维生素 B_{12} 可能只会以无效的非功能性（non-functional）维生素类似物（inactive vitamin analog）存在于体内。也不能用以医治维生素 B_{12} 缺乏症	不可靠
草食动物（猩猩、牛、羊等）的维生素 B_{12} 来源	大自然食物链中的维生素 B_{12} 是从食草时吞下的泥土中的细菌、蚂蚁、昆虫、甚至粪便而来的	似乎不适用于人类进食的模式
口腔或肠道含有的细菌是维生素 B_{12} 的来源吗？	没错，我们的口腔或肠道中都有细菌，理论上可以帮忙供给维生素 B_{12}。但细菌制造维生素 B_{12} 只是局限于小肠，而口腔健康再差也不足以制造足够的维生素 B_{12}	分量确是微不足道
维生素 B_{12} 的循环	在正常的消化过程中，小肠可从胆汁中回收维生素 B_{12} 循环再用。这循环虽然有效，但并不是百分百	依然会有少量的延续性流失

全素食人士的维生素 B_{12} 吸收

　　一般人每日建议摄取维生素 B_{12} 的分量平均为 2.4 微克。由于来自植物的维生素 B_{12} 在人体消化过程中的吸收是不可靠的，所以营养专家的共识是建议全素食人士可通过以下来源来确保吸收足够的维生素 B_{12}：

（1）一些常见的维生素 B_{12} 强化食品，如一些早餐谷类的麦燕、品牌豆奶。

（2）营养酵母。

（3）维生素 B_{12} 营养补充剂（工业生产的维生素 B_{12} 补充剂是通过特定的微生物发酵制造的，所以是没有动物产品涉及在内，素食人士可以放心进食）。

▶ Q1: 如选择进食维生素 B_{12} 营养补充剂，是否一定需要勉强自己每天都像吃药般进食补充剂呢？

A: 假如你已通过验血被确诊为维生素 B_{12} 缺乏症的话，那就一定要立即遵从医生的指示以一个较高的维生素 B_{12} 补充剂量定期进食或接受皮下注射，视具体情况而定。

假如你并没有缺乏症的话，只是需要平日作不定时的适量补充就可以了。

▶ Q2: 既然维生素 B_{12} 的吸收看似是纯素食者的死穴，那为何还要坚持素食？

A: 纯素食对健康的好处数之不尽，可预防小至感冒大至各种长期疾病甚至癌症。除此之外，纯素食可说是慈悲、尊重生命和环保的生活方式。维生素 B_{12} 看似是唯一缺憾，不过，只要我们稍作注意，确保摄入足够的维生素 B_{12} 并不难。肉食人士若任意放纵或偏食，也难确保营养全面，包括维生素 B_{12} 的吸收。在医院里的病人当中，维生素 B_{12} 缺乏的也不乏非素食者。所以，在纯素食这条路上，维生素 B_{12} 这稍稍的美中不足又何足挂齿呢？

2

怎样才算是摄取了足够的维生素 C ?

根据美国医学研究所食品与营养委员会以往的建议，维生素 C 每日最起码的摄取量如下：

男性	90 毫克
女性	75 毫克
孕妇 / 哺乳期妇女	85 ～ 120 毫克
吸烟者（吸烟消耗体内已存的维生素 C，也妨碍维生素 C 的吸收）	以上的基础再加 35 毫克

要留意的是，以上数字仅为传统的参考标准。近年来，关于维生素 C 在预防感冒、抗氧化、防癌、配合幽门螺旋杆菌感染治疗等方面的功效的研究有很多更新，所涉及的每日维生素 C 摄取量从 200 毫克至 2000 毫克不等。如要有效预防感冒，平均每日维生素 C 的摄取量应接近或多于 1000 毫克才够。所以很多专家开始认为，上表所建议的维生素 C 每日摄取量是有上调空间的。

看看以下列出的一些水果和蔬菜的维生素C含量

水果		蔬菜	
一个橙	70 毫克	一个西红柿	19 毫克
一个苹果	6 毫克	一个大红椒	226 毫克
一根香蕉	10 毫克	一个大黄椒	273 毫克
一个奇异果	70 毫克	一个大绿椒	96 毫克
一个杧果	57 毫克	一根黄瓜	6 毫克
一个牛油果	53 毫克	100 克香菜	133 毫克

▶Q1: 为什么一般人都容易忽略及缺乏吸收维生素C?

A:（1）维生素C是不耐热且很快会因氧化而失去的维生素，它在蔬果
　　　食材被切割后细胞外露于空气的那一刻就已经开始流失了。

　（2）新鲜生食的蔬果吃进肚子消化后，维生素C的净吸收已有一定
　　　的折扣。

　（3）更何况，我们习惯把蔬菜瓜果都完全煮熟才吃，那还有维生素
　　　C存在吗?

▶Q2: 一日一苹果是否足够? 一日一个橙是否足够?

A: 很明显是不够的吧!

传统的饮食习惯忽视了食生的重要性。素食但却全部熟食的话，同
样是浪费了瓜果中能给予我们身体再生能力和痊愈能力的维生素C。
若我们吃下的食物全都是"死的"，当中的能量又怎会被转化成一
个有生命力的体格呢?

摄取足够维生素C行动

1.吸烟者戒烟!	吸烟消耗体内已存的维生素C，也妨碍维生素C的吸收
2.多吃新鲜的蔬菜水果，并且尽量生吃!	除了水果外，西红柿、黄瓜、胡萝卜、红菜头、红黄绿大椒、西芹、各种沙拉菜等都是生食的好材料。如把这些材料混合打汁来取代传统的熟食蛋奶面包作早餐饮用，便能轻易吸收足够的维生素C了（详见第四章"健康素食方程式实战篇"）

▶ Q1: 既然维生素C好，那我吃维生素C丸不也是一样的吗？

A: 没错，有时我也会开些维生素C丸当补充剂给我的病人，但是这只是希望解决部分问题的燃眉之急。维生素C丸是化学剂，而且大多含有其他有助稳定药性的物质。最后身体能吸收多少、吸收到的又能否被身体完全用得上？药丸的主要成分目的是帮助身体，但被加入的其他化学剂同时又会增加肝脏、肾脏的分解排毒负荷，最后身体得益的究竟有多少呢？

相反，从天然途径吸收的维生素C，帮到健康的效率显然有所不同！

▶ Q2: 是否要担心摄取过量维生素C？

A: 从天然食物而来的维生素C都是安全的。维生素C补充剂对大多数人来说也是安全的。维生素C是水溶性的，当身体有用不着的维生素C时，会自然从尿液排出。每天多喝水，亦是维持健康的秘诀之一。

3

全素食的维生素D吸收

维生素D用以调节体内的钙和磷，是维持身体健康的主要元素之一。它有两种形态：D_2 和 D_3。

D_2 来源包括：人工维生素 D_2 强化食品，如牛奶、果汁或麦片。一些植物及真菌类也能提供。D_2 在体内并不及 D_3 有效。

D_3 主要来自阳光，亦是身体最主要、最倚赖的维生素D类别。

我们可通过两个途径摄取 D_3

由我们自己的皮肤在接触太阳光（紫外线）时制造合成，即晒太阳

在不涂防晒霜的情况下晒 10~15 分钟便可，通常每周 3~4 次便足以制造身体所需的分量。

通过吃动物（如鱼类）的肝脏而吸收

鱼的皮肤在接触太阳光时会由肝脏制造出 D_3，于是它们的肝脏便含有维生素 D_3。所以，我们通过吃鱼肝而摄取到的维生素 D_3 实际上也是源于阳光。

总结

维生素 D 算不上是全素食的缺憾。

全素食者只需要根据以上方法接触太阳，便无需担心缺乏维生素 D。换句话说，我们其实并不需要依靠动物来供给我们维生素 D。

4

全素食的维生素 K 吸收

维生素 K 包括维生素 K_1 和维生素 K_2。

	维生素 K_1	维生素 K_2
主要来源	绿叶菜	1. 奶酪、蛋、肉类及动物内脏 2. 发酵的蔬菜特别是纳豆及泡菜 3. 居于肠道的细菌能生产 K_2，但分量极少，不能作为维生素 K 的可靠来源
功能	凝血	1. 帮助钙质沉积于骨骼和牙齿里 临床证实能帮助预防骨质疏松症和骨折；也可能对牙齿健康有少许的保健作用 2. K_2 还有保护心血管健康的功能（这项功能是 K_1 缺乏的）
食物来源	蔬食	1. 奶酪、蛋、肉类、动物内脏 2. 进食纳豆或一些经由纳豆食品提炼而来的 K_2 强化食品

对全素食人士的影响

从绿叶菜得来的维生素 K_1 的分量已足够人体凝血所需，全素食者根本无需担心，肯定优胜于肉食人士。

至于 K_2，全素食人士不吃肉类蛋奶，但纳豆又不是中国社会的普遍食物，而且味道浓烈，不是每个人都喜欢或能够接受的，所以全素食者可能会稍微欠缺 K_2 的吸收。那么，全素食者又是否会因为欠缺 K_2 而导致心血管疾病、骨质疏松症或影响牙齿健康呢？

我的见解

心血管疾病及骨质疏松症的最重要元凶是肉食、奶类食品及精制食品！一个肉食人士可以有充足的 K_2，但却因为长期摄取过多动物脂肪、胆固醇、精炼糖、磷酸等而提早患上各种心血管疾病及骨质疏松症。全素食者的心血管和骨质往往都因为全素食的关系而重点受到保护，K_2 就算不足也影响甚微。

牙齿的健康，主要依赖于：

（1）一个可以预防骨质疏松的健康饮食习惯。

（2）晒太阳而来的维生素D。

（3）依靠日常的口腔清洁及正确的护理等来维持。同时，维生素 K_2 在牙齿健康上的作用还没有很多数据支持。

总结

维生素 K_2 可能是全素食习惯中的一个小小缺憾，但它却不会为我们的身体带来伤害。

5

全素食铁质吸收充足吗？全素食是否会贫血？

这是一个常会被问及的问题。我的答案是：素食人口的贫血发病率并没有比非素食人口的贫血发病率高。

这项结果与我在多年的行医经验中所遇见的吻合：贫血的患者绝大部分都是非素食人士。当排除了多项能引起贫血的疾病后＊，贫血便是吃得不当，吸收不当而引起的了（临床上仍属极少数）。

注：大多数最常见的贫血是由急性或隐性失血，如胃溃疡、大肠癌、严重痔疮出血、经期失血过多等病理引起的。专科医生的检查、胃镜、大肠镜是公认的标准调查。也有其他较少数的原因，例如骨髓不能制造足够的红细胞［骨髓病变（血癌）］，长期疾病（肾衰竭、癌症），缺乏铁质、维生素 B_{12}、叶酸等，还有一些免疫系统或遗传病引发的红细胞提早破坏。

食物中的铁质有两种形态

血红素铁（Heme Fe）	非血红素铁（Non-Heme Fe）
从肉类中的血红蛋白（Haemoglobin）和肌红蛋白（Myoglobin）而来	・非血红素铁质是植物中所含的唯一铁质 ・水果、蔬菜、谷物、坚果都含有 ・植物没有血红蛋白及肌红蛋白，所以不含有血红素铁质
肉类中所含有的铁质： 血红素铁质 40% 非血红素铁质 60%	植物中所含有的铁质： 血红素铁质 0% 非血红素铁质 100%
以整体的比例来看，无论是素食或非素食人士，非血红素铁质仍是我们吸收铁质的主要形态	
血红素铁质较为容易被人体吸收	非血红素铁质相对较难被人体吸收

你知道蔬菜生食反而可以帮助我们吸收食物中含有的铁质吗？

阻碍铁质吸收的项目	提高非血红素铁质吸收的项目
钙／磷酸盐含量较多的食物：例如肉食本身、牛奶、茶、可乐汽水、即食精制快餐食物、加工制成的各式肉丸等都会阻碍铁质的吸收。	维生素 C：若吸收铁质的同时有足够的维生素 C 存在，吸收率可增加至高达六倍或以上。结果非血红素铁质的净吸收率甚至会比血红素铁质更高
虽然血红素铁质较为容易被人体吸收，但一餐中若经常搭配进食阻碍铁质吸收的精制加工食物，就算是吃肉，也未必能确保足够的铁质吸收	素食者一般都倾向在用餐时多食新鲜蔬菜，能吸收到的维生素 C 无疑会比肉食人士多，也因此在每餐中能吸收到的铁质相对比肉食人士为多。这正是尽量生食蔬菜的好处之一

深色菜叶的蔬菜（如菠菜、红苋菜、芥蓝、白菜、羽衣甘蓝等）、种子豆类食材（如红豆、鸡心豆、扁豆、芝麻、向日葵种子、南瓜种子、亚麻籽等）和干果（如杏脯等）都是铁质含量高的食物。

以上食物怎样配搭，怎样吃，怎样煮，都是个人的选择，也要考虑市场上能否买到。除了参考一些有列明详细营养成分的食谱外，也可以尝试以下这个轻松随意的做法：既然知道以上是铁质含量高的食物，那么就把注意力放在它们身上，每次进食时也尽量在它们当中选择；确保每餐都包含上述食物中的若干种，分量以满足自己身体需要为宜。

食谱方面完全可自由发挥，就个人习惯及方便程度去做，前提是尽量在一餐中配合生食的沙拉或水果，因为维生素 C 有助于吸收铁质。

豆类煮前要充分浸水，种子食材例如芝麻、向日葵种子、南瓜种子、亚麻籽等就用打蔬果种子汁的方法进食，铁质含量高的菜可做成沙拉生食或打汁。请参考第四章。

素食在不同的人生阶段

1

成长中的小孩和孕妇

大家对小孩和孕妇最关注的，离不开他们所需要吸收的蛋白质、脂肪、维生素和矿物质。

看过了第一、第二章的内容，还有前文"非喝牛奶不可？喝牛奶真的健康吗？"，你还会认为肉食是营养和"进补"的答案吗？

大家一向都觉得理所当然的传统肉食、蛋奶文化、人工食物、熟食文化，原来都不是一个健康身体所需的，而且还纵容了各种疾病的出现。既然肉食蛋奶的替代物是全素食，人工食物的替代物是整全食物，完全熟食文化的替代物是尽量在全素食里食生，那么，为何健康素食方程式不能应用在小孩和孕妇身上呢？

抱着健康素食方程式（全素食 + 整全食物 + 尽量食生）当中的概念去选择自己的食物，无论在人生任何阶段都是行得通的。希望这本书的内容能帮助你实行一个全面健康的素食法，排除一直以来你或你身边人对"健康饮食"的误解。

2

壮年好动者

壮年好动者乃至运动员或体力劳动人士，一样也可受惠于健康素食方程式的饮食概念，这与上述解释为何小孩孕妇亦可素食得健康的道理一样。为配合劳动或运动时身体对能量的额外需求，以帮助提高劳动力量或运动成绩，我们需注意：

增加优质碳水化合物的吸收

运动时，身体需要额外的热量及水分。碳水化合物就是身体此时需要的首要及主要燃料，应占总能量的 60%。

如果在日常饮食中所摄取的碳水化合物比例不够，肝糖的储存不足，就容易导致疲劳和耐力差。素食本身已经较一般多肉多蛋奶的西式饮食更为容易确保碳水化合物的摄取量，唯要注意尽量选择纤维含量高、升糖指数低的碳水化合物，例如各种蔬菜，整个水果（而非纯果汁），未经精制磨壳的淀粉质例如糙米、红米、黑米、小米、藜麦等（而非白米饭、面包、意粉、面条、饼干）。这些高纤维的复杂性碳水化合物在消化过程中能缓和糖分的释放，使糖分以稳定的速度进入血液中，避免血糖水平大起大落，有助于营养更有效地吸收并产生较持久的食后饱满感。

升糖指数高的碳水化合物，例如白糖、各种精制加工的零食糕点甜品、汽水等等都应该尽量避免。

维持优质蛋白质的吸收

蛋白质是构建身体及供应肌肉发育所需的主要营养。前文提过，优质蛋白质就是植物蛋白质，来自各种豆类、种子类及坚果。它们含有丰富且不同的氨基酸组合，只要选配多样化，就能轻易从中获得足够且优质的蛋白质去供应肌肉的发育，亦避免吃下肉类中含有的有害胆固醇、饱和脂肪及各种残余药物和激素。

目前并无充分证据支持额外的蛋白质或氨基酸补充可提升运动表现。

但在运动或劳动时，假如体内没有足够的碳水化合物来满足此时所需要的额外热量，蛋白质中的氨基酸就会被用作燃料充当热量来源，于是便会导致肌肉力量及身体耐力的丧失，长期还会影响内分泌和骨骼功能。所以我们确实有必要尽力确保吸收充裕及优质的碳水化合物作燃料提供热量。

3

没有牙力的长者

医生（我）："亚伯，你便秘问题很严重。我建议你吃多点蔬菜、水果，多吸收点纤维，有助于大便。"

轮椅上的亚伯："医生，我都没有牙了，又没钱去配假牙，想吃菜也没办法咀嚼，所以不敢吃，平时只是多吃肉碎捞白粥。"

以上的对话在诊所中很常见，它是否也说出了你现在的处境和心声呢？

没有牙齿，真是很难咀嚼吞咽蔬果。不过，本书介绍的混合蔬菜水果种子汁（见第四章），就可轻松地解决这个问题。

混合蔬果汁就是你需要的

把混合蔬果汁当作早餐吃，可说是最易实行健康素食的起步方法。

平常早餐吃的吐司、餐肉面、奶茶等，其实大家都知道是没有营养又不健康的，但我们又何以想象早餐会吃一条甘笋、黄瓜、绿叶菜、柠檬、坚果等有益但又不知从何入手的食物呢？

如果你乐意做出新尝试，给自己一个改善健康的机会，混合蔬果汁就是一个很好的起步方法了。对于没有牙的长者，打汁机就像是代替了你失去的"牙力"。年纪大、没有牙，都不是借口，都可以吃蔬菜水果呢！

4

想减肥的你

我们深知以貌取人非君子之道。但事实是，在社会上，肥胖人士往往因为体形肥较难看而影响个人形象，自信心下降，无形中受同辈抗拒，尤其在和异性交往方面，职场上也可能在一定程度上受到影响，最后可能间接引起抑郁，影响生活品质。除了外观，研究亦显示肥胖确实会增加患上高血压、高胆固醇、糖尿病、心脏病、脑卒中、睡眠窒息症等慢性病的风险。而患上癌症的概率也明显较高：男性容易患有大肠癌、直肠癌、前列腺癌等；女性则容易患有乳癌、子宫癌、卵巢癌等等。所以，肥胖不单只是外表上的缺陷，它还是身体不健康的指标。肥胖背后隐藏着的极大健康风险才是我们需要正视及做出改善的原因。只要身体恢复健康，肥胖自然会随之消失。

减肥的方法有很多，但都不外乎从饮食和运动方面着手。不过，如果一日三餐和做每项运动时，都要刻意去计算卡路里，很容易会给精神上和生活上造成压力，继而令人觉得减肥实在强人所难。这样的话，减肥的决心和成绩又何以维持呢？不健康的肉食习惯是导致肥胖的主要原因之一。既然多吃肉不好，那么减肥又可否从素食开始呢？如果素食可减肥，为什么我们仍然会碰上一些素食了多年的肥胖人士？

只在餐单中避免肉类可说是向健康之路踏出了第一步。不过要达到全面健康的目标，我们必须要同时配合健康素食方程式中的三元素：吃全素、吃整全食物及尽量食生。

在我认识的全素生食主义者中，所有人都是与肥胖或过重绝缘的。他们每个都体形适中、充满能量和生命力。原因是当我们能持久贯彻地实行吃全素、吃整全食物及尽量食生时，很自然就远离了所有可能引起肥胖或过重的根本因素。所以一个肥胖或过重的人，只要能有决心实行以上提及的健康素食模式，在不需要时刻都被卡路里数字缠身的情况下，成功减肥几乎是自然而然的！

有多项研究指出，肥胖人士通过以上的健康素食方程式，大都能够经大约半年的时间减重成功，而且健康状况也因为体重的减轻而有明显的改善，获益良多。

　　肥胖不是罪，但却是健康亮起红灯的危险警示，绝对不可忽视。通过实践健康素食方程式（吃全素、吃整全食物及尽量食生），身体健康得以复原的同时，肥胖都会轻松自然地随之消失。

5

无时无刻不想"进补"的你

想"进补"的普遍原因

（1）皮肤靓些、滑些，保住青春。

（2）促进身体的愈合和再生能力，伤口快些好，愈合美观些。

（3）身子虚弱（大病后、手术后、分娩后等），想增强体质，提升元气。

（4）工作或读书劳累，进补增强思考力，提高工作效率，想更精神些。

（5）想增强体能，健美些，强壮有力，等等。

　　要达成以上所有目的，就要依靠身体每个器官，包括免疫系统的每一个部分都要由健康且效能高的细胞组成才可以。要使身体每个细胞都是健康且效能高的，我们需要：

（1）高质量的原材料：从饮食中摄取好脂肪、好蛋白、足够的维生素 C 制造优质的细胞支架。

（2）维持血液理想的酸碱度：以保证每个细胞都能有效地进行新陈代谢，发挥潜能。

（3）避免吸收有害、有毒的物质去伤害细胞。

（4）足够的优质水分。

对我来说，进补就是

避免伤害身体的东西	多进食有益身体的东西
肉食、蛋、奶、奶酪等各种动物性食物	植物性食物
各种精制食物（包括白米饭、面包、意粉、薄饼、三明治等）	整全食物
蔬菜瓜果完全熟食	足够的维生素 C 是天然从食生得来的维生素 C，不是维生素 C 药丸
脱水	喝足够好水

（五）

病中的你怎样素食？

1

糖尿病人可多吃水果吗？

　　糖尿病人一般都对水果的甜有恐惧，这是对糖尿病和甜食的关系一知半解。为何你害怕水果的甜，却不怕白米饭白面包的甜呢？

　　请看看以下的升糖值比较。

食物	升糖指数 （glucose=100）	升糖负荷 （以每餐计）
白米饭	89	43
汉堡用面包	61	45
白意粉	58	26
白面包	71	50
Pita 面包	68	50
"全麦"面包	71	45
薯仔	111	33
苹果	39	7.5
香蕉	62	20

食物	升糖指数 （glucose=100）	升糖负荷 （以每餐计）
橙	40	5
西瓜	72	5
梨	38	5
糙米	50	16
藜麦（Quinoa）	53	13

表格资料来源：
http://www.health.harvard.edu/
healthy-eating/glycemic_index_
and_glycemic_load_for_100_foods

升糖指数
高 ＞70
中 56~69
低 ≤55

升糖负荷
高 ≥20
中 11~19
低 ≤10

升糖值小知识

升糖指数（Glycemic Index, GI）
是用来量度各类碳水化合物食物在进食后对血糖影响程度的数值。GI
的定义是：50 克碳水化合物食物和 50 克葡萄糖的指数，在 2 小时内引
起体内血糖反应水平的百分比值。纯葡萄糖的指数为 100。GI 反映了
某种食物与葡萄糖相比升高血糖的速度和能力。

升糖负荷（Glycemic Load, GL）
升糖指数反映特定数量（50 克）的血糖影响力，但我们一餐所吃下
碳水化合物的分量往往不是 50 克，所以出现了升糖负荷（Glycemic
Load）来预测我们实际吃下的某分量食物（例如一碗饭、一整个水果），
所含的碳水化合物对血糖的影响。

$$升糖负荷 (GL) = \frac{GI \times 摄入的实际碳水化合物含量（克）}{100}$$

**通过上表，能够反映一餐实际吃了多少糖分。我们看升糖负荷，
你会发觉**

（1）最甜的水果，如香蕉，也不及同等分量的白米饭和面包甜！

（2）吃下一份的西瓜原来也没有一份的白米饭或面包甜……

（3）橙、苹果和其他水果原来并不可怕！

（4）平日每天都吃的"白色主食"：白米饭、面包原来才是致命的
甜啊！这才是要害怕的。

（5）"全麦"面包原来也很甜！

（6）薯仔薯条一样很甜！

（7）糙米、藜麦这些整全主食才是理想的主食。

▶Q1: 吃三明治改用全麦面包会比较健康？

A: 错！见上表，全麦面包的升糖指数竟然等同于白面包！
"全麦"并不是你想象中那样健康的哦！皆因全麦面包的主要成分
仍是白面粉；当中含有的少量全麦粉也非原状初磨成的粗纤维，其
咖啡颜色有些甚至是由色素而非全麦粉产生的！
所以"全麦"实际并没有明显增加纤维含量，而且面包还附带其他
有损健康的物质，如奶粉、白糖、防腐剂、色素、猪油、牛油、小
麦本身含有的麸质等等。

▶Q2: 不吃白米饭和面包可吃什么？

A: 我们可吃升糖值较低的糙米、红米、小米、藜麦或其他未经磨去壳
的谷物（小麦除外）。这些高纤维的食物都是低升糖指数的食物，
能减轻胰脏的负担，有助于预防糖尿病或减轻其病情。

▶ Q3: 我又不是糖尿病人，我又年轻，为何我要介意食物的升糖指数呢？

A: 食物升糖指数对身体的实时和长远影响，并非只有糖尿病人要注意。一个平稳理想的血糖水平及与之相应的平稳胰岛素水平，原来还与预防乳癌、卵巢癌、前列腺癌有关（参见第二章"糖尿病"篇）。

▶ Q4: 生机饮食中的蔬果混合食法适合糖尿病人吗？

A: 绝对可以，而且有助于病情的控制和好转！一次一口气吃下大量的水果或只用很多水果打成汁饮用也许会导致高糖。但你如果尝试实行本书在第四章所推荐的"混合蔬果种子汁"，蔬果汁里的材料包括了蔬菜、水果、坚果种子类及调味类四大类，将高升糖指数的水果跟升糖指数较低的蔬菜混合，整体的升糖指数是不会太高的。

自己做实验监察血糖指数

若真感到担心，或对自己是否选择适宜没有信心，可先试吃一顿，之后自测血糖，留意是否超标，并根据结果来调整下次使用的食材。

我的实验

自己动手做血糖测试

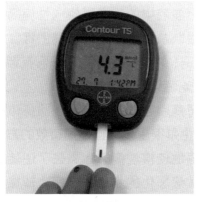

空腹血糖读数

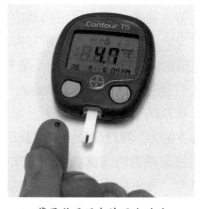

蔬果种子混合汁两小时后

我的实验

饭后两个小时自测血糖指数

饮食方式	第一次 空腹时的指数：4.8	第二次 空腹时的指数：5.0
全素生食的一餐	5.0（↑0.2）	5.1（↑0.1）
半生半熟的一餐 饭：糙米 菜：八成生，两成煮熟	5.5（↑0.7）	5.5（↑0.5）
全熟的一餐 饭：糙米 菜：完全煮熟	5.8（↑1.0）	6.0（↑1.0）
外出就餐 饭：白米饭 菜：完全煮熟	6.7（↑1.9）	7.5（↑2.5）

实验证明，全素生食的那一餐是对血糖水平影响最少的一餐！

2

肾病人士要避免钾高，又该如何素食兼食生？

肾病患者，因为肾脏排泄的障碍，血液中的钾含量倾向性偏高，而钾高又会引发其他问题，所以有必要限制从饮食中摄取过高的钾。我们都知道蔬菜水果含有钾——但是不要忘记，肉类、奶类也同样含有钾。为何人们普遍只着重强调肾病病人"不宜吃蔬菜水果"呢？

要预防引起肾病的原因、减轻因肾病引起的并发症、挽回身体的自愈再生能力，实行健康全素食及尽量食生是很重要而且是很有效的方法。我们根深蒂固的肉食熟食饮奶文化普遍地使慢性病患者失去了逆转病情的机会。先进的医学不难做到减慢慢性病恶化的步伐，但病人却往往没法得到真正的痊愈和真正的重生，只能伴着慢性病共度余生。

　　对于一个肾功能正常的人，在没有脱水的情况下，若不是刻意服用钾口服补充剂或接受钾血管点滴，血液中的钾水平并不会轻易受食物中所含钾的影响。所以多吃蔬菜水果也无需介意钾太多，你大可以尽管吃，因为在肾功能正常且有充足水分时，我们的身体会自动调节的。

　　对于肾病病人来说，不但不是"不宜吃蔬菜水果"，相反是应该多吃蔬菜水果来"进补"。肾病病人"进补"时，不必因为钾的问题而恐惧到拒绝所有蔬菜水果，只要我们认清楚某些钾含量高的蔬果并避免进食，便可在安全范围内多吃蔬菜水果来"进补"了。

　　肉类、奶类其实也同样有钾含量高的问题，以往我们多数只记挂着"不吃蔬菜水果"，却疏忽了吃肉饮奶亦是高钾的原因。不过，如果我们选择了吃全素，再配合适当地多吃钾含量不特别高的蔬菜水果，那么从吃肉饮奶而来的额外钾质也自然不会在担忧之列。

　　以下列出钾含量较高的食物作参考：

类别	例子
高钾水果	香蕉、木瓜、橙、西梅、葡萄干、杧果、奇异果、牛油果、红柿
高钾蔬果	马铃薯、西红柿、西兰花、菠菜等
高钾肉类奶类	三文鱼、肉类和牛奶
其他	蘑菇

3

已需要依靠鼻喉喂食的病人如何素食？

依靠鼻喉喂食，为何会落得如此田地？

　　食物被我们放进嘴里落入胃中，再被小肠消化吸收的这一过程，看似轻而易举、习以为常、没有什么特别、理所当然，但其实这是一个依赖了脑部、喉咙、声带、食道肌肉、肠胃畅通等各方面的复杂配合才得以顺利进行的系统工程，绝不简单、绝不理所当然。只要任何一方出现问题，吞咽便难以顺利进行，以致到了需要人工强行依靠鼻喉喂食的地步。

与其等待问题出现了才亡羊补牢、急于"进补"、正视饮食习惯，为何不在灾难出现前就去预防呢？

鼻喉喂食要注意的守则

（1）喉管幼嫩，只可灌注全无渣滓的液体，口服药物也需要溶化后再灌注。全无渣滓的液体包括：清水，完全去了渣的果汁、汤水、米水等也可以。

（2）喂食奶状液体后要根据医嘱用饮用水冲洗喉管管腔，以免奶状液体在管腔内干涸后造成喉管阻塞。

在医院里鼻喉喂食

医院里通常的例行程序及标准

病人在医院里有需要使用鼻喉喂食时，都会通过医院内驻守的常规营养师，为病人提供量身定做的流质喂食配方。一般标准的流质鼻喉喂食配方都含有牛奶成分，当然也会兼顾各种维生素、矿物质、微量元素的补充。

是否有非牛奶类的流质代替品？

有，医院也有提供非牛奶类的流质代替品，一般都是以黄豆为基础的流质奶状配方。虽然这是人工精制的食品，但也可算是属于全素食的类别。对于本身已有奶糖过敏症的病人或不想被喂食牛奶的病人，这是一个没有选择的选择。

家属可以怎样面对医护人员？

作为家属的你，尤其是本身已是一个全素食者或生机饮食者，很自然地在此时此刻希望把自己认为最好的（全素食、整全，甚至自己平日食用的生机蔬果青草汁）饮食分享给病床上病重的家人。但你在医院里又如何去面对照顾你家人的医护人员呢？

不是全素食的人，他们未必能了解全素食人士对食物的要求。我们也无必要在这非常时期去辩论非素食及喝牛奶对身体带来的坏处。向医护表达过我们对喂食的期望后，相信医护大多会愿意配合家人的要求而做适当的调配，例如提供医院里可供给的非牛奶类代替品。即使可提供的代替品可能未能完全百分百合乎自己的预期，但你要明白，这已是常规医护在能力范围内尽力做到的了。我们何不以感激之心去接受他们为我们的家属病人所作出的改动呢？

站在医护人员的角度来看，完全改用由家属提供的食材代替医院提供的喂食食材，是不切实际的。强人所难地坚持"争取"的话，只会影响到医护与病人和家属之间的信任关系，最后无形受影响的亦只有病人本身。对此刻的病人来说，喂食这部分只是治疗过程中的一小部分而已，病人在这时所需要兼顾的复杂治疗，还有很多比喂食更重要的。很多时候，还可能需要禁食来配合治疗，所以喂食不是最理想的配方，不需要过分执着。

在家里鼻喉喂食

如果已是出了院回到家，相信病情是已得到控制且稳定下来了。在这个阶段，家人就可以动动脑筋，看看怎样可以把自己深信是最健康的配方，迎合鼻喉喂食应注意的守则，安排给病人喂食。

4

化疗中要把所有食材包括水果都煮熟来吃吗？

化疗中病人的弱点是：抵抗力超薄弱！

抵抗力薄弱是由以下三种原因结合所造成的

（1）本身的肿瘤。

（2）刚刚完成大手术，元气还未来得及复原。

（3）化疗药的缘故。

化疗药其实是"毒药"，我们利用它的毒性去杀死癌细胞。可是在这个过程中，体内其他正常的细胞也一同备受"毒害"。无辜受"毒害"最深的便是病人的骨髓，因为骨髓正是身体制造血液细胞的基地，是身体分化细胞率最高的器官，所以受化疗药的影响亦是最深。骨髓不能正常有效地制造足够及功能正常的红细胞、白细胞、血小板等重要血液成分，于是便会出现以下现象：

（1）红细胞数量低 → 贫血 → 身体力气及精神虚弱。

（2）白细胞数量低（而仅存的巨噬细胞的功能亦同时大打折扣） →
　　　抵抗力弱，容易受细菌感染。来自空气、食物、所有周边身处
　　　环境中的细菌，都随时会成为坏菌，入侵病人，引起发炎。

（3）血小板低 → 凝血功能差，容易流血。如果遇上严重发炎，更
　　　容易引起败血病。

传统的医护建议

医护人员在医院里会重点建议病人所有放进口里吃的都需煮熟，包括所有的蔬菜，连平日我们唯一会生食的水果也要煮熟来吃。这个做法是出于爱护及保障病人之心，一心想帮病人避免食物来源的细菌感染。可是，这并不是解决病人抵抗力弱、容易受感染的最好方法。

传统偏偏不能顾及一项千真万确的事实：从蔬菜瓜果而来的维生素C、酵素及植物生化素，正是身体再生及痊愈能力的根源！完全熟食的饮食方式把它们完全弃掉了！

健康的免疫系统细胞正是需要

（1）维生素C：是制造每个细胞胶原蛋白结缔组织的原材料。只有品质
　　　好的胶原蛋白结缔组织才会形成品质好的细胞。

（2）酵素：促进细胞的各种新陈代谢，是细胞运作的马达。免疫系统细
　　　胞是原始细胞，所以直接受影响。

（3）植物生化素：抗氧化，配合免疫系统运作。

传统上，生食蔬菜瓜果对大部分人来说已经是不太常见甚至是匪夷所思的行为，每天吃上一个水果可能对于大部分人来说已是极限、已是"吃很多"的了。有谁又会认真地正视过，原来这些零星的食生，就是我们平日摄取珍贵的不耐热维生素C、酵素及植物生化素的唯一途径呢？

生机饮食，就是给予生命机会的饮食。生命机会即是身体的再生及痊愈能力。其实这是我们身体与生俱来的而非什么特殊能力，只是我们传统习惯的肉食、饮奶、人工精制食品及将蔬菜瓜果完全熟食的饮食文化，慢慢地埋没了这些本能罢了。生食蔬菜瓜果种子，就是生机饮食的一个主要内容。

假如依照传统的建议，连唯一能够被接受生食的水果也完全煮熟来吃的话：

彻底全熟食，病人身体就完全没有机会摄取维生素C、酵素和植物生化素来支持制作健全免疫系统细胞，以及保证身体本能存有的再生和痊愈能力了！

▶Q1: 化疗中怎样才能安全食生？

A: 既然生食蔬菜瓜果水果是抵抗力、再生及痊愈能力的根源，那么对于长期疾病，特别是在化疗中的这个非常时期，便尤其重要。要避免食物中毒或从食物中感染细菌，只要在选购及清洗食材时花点时间、下点工夫，食物的清洁安全是可以控制的。详见第四章"买菜入厨小攻略"小节。

▶Q2: 怎样能增加维生素 C 的吸收？

A: 请翻阅前文"怎样才算是足够的维生素C？"

5

一般外科手术如肠道、胰脏、胃部切除手术后如何"进补"？

一般手术后常见的胃口问题

做完一场全身麻醉的大手术后，或化疗进行中，身体元气大减。人瘦弱了，胃口差了，没有气力，容易疲倦。想吃多点，却又不知道可以吃什么。勉强吃点，还是吃不下、消化不了、吸收不了。

个别手术后因身体的结构性重组，例如大肠、小肠部分割除后，肠道短了，更易肠敏感、拉肚腹泻、腹绞痛。

胰脏、胃部手术切除后，病人又很容易出现以下情况：

（1）消化酵素分泌量减少，吃下的食物难以全面被消化，从而影响营养的吸收，导致营养不良，体重过轻。没有气力，很容易疲倦。

（2）胰岛素分泌减少，引起糖尿病。本身已有糖尿病的病人，会出现糖尿病加重的现象，需要加大降糖药或注射胰岛素的分量。

（3）胃口差，食量减少。这是因为手术后胃部的体积小了，难以容纳大量食物。

这个时候吃什么好？

（1）健康素食方程式的概念正是你所需要的。这时候，集中注意力，选择进食天然、没有经过加工的植物性食物，例如新鲜的蔬菜瓜果、水果及各类植物脂肪蛋白含量高的坚果种子类食物。

（2）实行少食多餐：对每餐进食的分量作出调整，配合变小了的胃部或重建过的肠道。

（3）更正原本传统的饮食概念：

病愈后，多数人误以为需要靠多吃肉或多喝牛奶来增强体力，但是这样做其实只会让已经很脆弱的身体加重消化负担，同时又通过吃进不健康的动物性饱和脂肪、胆固醇等延续对身体的有害威胁，真是得不偿失！

再看看以下比较：

植物性食物	肉类蛋白和动物性饱和脂肪
减轻消化系统的负荷，因为消化和吸收植物性蛋白比肉类蛋白容易	难以消化，给身体消化系统加重负担
可提供对身体有益的植物性不饱和脂肪、植物性蛋白、纤维、碱性，营养充足	动物性饱和脂肪和胆固醇呈酸性，损害健康
食生可让身体吸收维生素C、植物生化素和酵素，帮助强化免疫系统，增加身体的愈合复原能力 一个健全强壮的免疫系统就是帮我们预防小至感冒大至癌症复发的先决条件，也是帮助你痊愈及恢复元气的唯一途径	没有维生素C、植物生化素和酵素，免疫系统受打击，身体的愈合复原能力受到阻碍，难以走出亚健康，元气难以复原
消化效益高 即在消化食物的过程中，营养可在无需消耗身体能量或伤害身体的状况下轻易地被吸收	消化效益低

做出改变应如何起步？

建议首先可从早餐开始做出改变。饮用新鲜天然的蔬菜、水果和坚果种子混合而打成的蔬果汁（见第四章"一切由早餐开始：混合蔬果种子汁"小节）。

这样的早餐，简直可以说完全切合了此时此刻有特别需要的你，因为：

（1）你能轻易地把一顿早餐改变为一顿全素食、整全食物及食生的早餐，停止再输入损害身体的食物。

（2）打汁机把材料打成汁，很容易吞咽，就等于帮你绕过咀嚼乏力或没有牙力的生理挑战。

（3）打成汁的蔬果材料到胃时其营养已可直接被吸收，犹如绕过了一般固体食物在胃部的初步消化。割了胃的病人特别受惠！

午餐和晚餐继续套用健康素食方程式的概念：

（1）食全素：放弃肉类、牛奶、奶酪等动物性食品。

（2）整全食物：

饭：以糙米代替白米饭、白面包、白面条、饼干之类的精制食物。

吃食物的原状，不吃加工食物。

不吃白糖成分高的甜品、汽水。

各类坚果种子类（包括豆类）的食物，吃前要充分浸水，然后再滤水煮或发芽后生食。

（3）尽量生食蔬菜瓜果食材。

6

电疗后的皮肤

电疗使皮肤毛细血管萎缩、纤维化、变薄、变硬，失去皮肤应有的敏感触觉，不慎弄破的伤口往往难以愈合，甚至越来越大越来越深，也容易无故出现自发性伤口，很是令人苦恼。

这个时候，最重要的莫过于从食物中吸取一些可帮助引领身体愈合和重生的元素了。这个重要元素是什么？就是珍贵的不耐热维生素C！

选择全素食及整全食物就可以帮助身体免受额外的污染伤害、维持适当的酸碱度。

食生可以同时带给你维生素C，激发身体的愈合和重生能力，对于电疗后的你，意义更大。（改善皮肤的其他重点，请参见第二章皮肤病篇）

食生也同时提升免疫力，有助于你从任何病中康复过来。

7

尿频的你，不敢也不能多吃蔬菜水果和多喝水？

为何会尿频？多数与前列腺有关。前列腺肥大的原因，已在前文"前列腺"篇中探讨过了，根源亦是离不开长期进食过多的动物蛋白质。尿频后不敢多喝水，不自觉地造成身体脱水，间接令前列腺更肿胀、肾功能增加负荷，形成恶性循环。与"我对水果敏感"一样，要打断这种恶性循环，我们应放下无谓的担心和隐忧，在饮食上作出新尝试，不墨守成规，容忍改变初期身体将会出现的善向调整。最终，你必会发觉，多喝水、全素食、整全食物、尽量食生最终会帮你改善及扭转现有的问题。

8

假如不幸患了癌症，可以只靠改变饮食而不做手术吗？

身体任何部位产生的癌症，都是因为该部位的细胞在分化生长过程中或在受破坏后的修复过程中出错，出现细胞不受控制地生长的情况，形成恶性肿瘤。一般来说，细胞的分化及损耗修复效率需依赖多方面的配合，例如先天性的身体基因构造、免疫系统的修复能力、外围环境对身体的污染、氧化或损耗、生活习惯及年龄所带来的慢性损耗等。癌症的出现，是多重因素累积所致。也有自然疗法的学派视癌症的出现实为身体的防御机制之一。他们相信，身体是正在努力地通过细胞的增生来隔离身体所遇到的毒性或损害。不过无论你怎样去看待癌症的产生，它的出现都是多方面长期累积所致。

假如不幸地患上了癌症，如果肿瘤还未扩散，通过外科手术把它切除算是最直接、最干净利落或可被视为最有效的治疗方法。可是，手术有局限，它只能针对已成了形的肿瘤，对于真正引发肿瘤的各项诱因或在日后预防复发方面的确兼顾不了。而且手术有其风险性。不过，以现今的科技手段，手术的成功率越来越高，其创伤性及后遗症率也相对地越来越低。

人如其食、病从口入、食疗养生、身体能自愈，千真万确。有些朋友，本身对西医治疗很抗拒，更何况做手术，根本接受不了。既然食疗养生真有其事，他们毅然选择只靠食疗或其他自然养生法去面对癌症，放弃了接受手术治疗的黄金机会，结果往往以失望收场。只是很偶然地会听到一些个别靠纯自然养生抗癌的"成功例子"。我不排除奇迹的可能性，可是这些例子往往未能完整地向外界交代其病情，也欠缺令人信服的医学举证，以致其真实性未能尽信，有所误导。

我认为，假如不幸地患上了癌症，除非癌症已到割除不了的地步，否则，接受手术迅速地移除肿瘤再以自然或食疗养生法善后为明智之举。我并非说食疗自然养生法无效，而是在这艰难的非常时期，我们确实没有与时间竞赛的条件：自然养生其实就是在更改形成肿瘤的多项隐藏累积的环境诱因，在肿瘤治疗中担当十分重要的角色，但它确实需要时间，而且肯定是一个较长的时间且需要耐性，要以年计。负面的威胁因素累积多年，要还完也不是一朝一夕的事。而肿瘤是一种已偏离了正常轨道的畸形生长，它所附带的肿瘤倍增时间（tumour doubling time）可以是以日或以星期来计算的。这个就是与肿瘤进行时间竞赛明显不利的条件了。

所以，手术与自然养生法，并不是互相排斥的。两者是互相需要、互补不足、双剑合璧的拍档才对。手术能迅速移除肿瘤，让身体减少积存已久的肿瘤负荷，并创造机会让身体更有效地接收自然食疗养生法所带来的正向调整，对健康会有一定的提升度。

素食指控属实与否？

1

认知完备，"素食指控"何惧之有？

我搜集并列出了近年来对素食的负面报道供读者参考：

标题1：《素食罹癌比率比吃荤高1倍》苹果日报，2014-04-05
　　　　https://www.ncbi.nlm.nih.gov/pmc/articles/PMC3917888/

标题2：《吃素反增患癌风险》晴报，2014-07-17

标题3：《盲目素瘦身，减肥长期食走油素菜，会脱发易病》苹果日报，2014-07-16

标题4：《水果减肥，越吃越肥》南方日报（全国版），2014-05-27

标题5：《为减肥严格素食半年吃出胆结石》南方都市报（广州版），2013-02-08

标题6：《素食反而会肥》忽然一周，2014-10-31

标题7：《洋女乱食素减肥，致严重贫血》香港经济日报，2014-09-23

标题8：《乱戒肉缺营养，英女脱发指甲脆兼有精神》on.cc东网专讯，2015-08-24

标题9：《抗癌补营要吃足素食太清太寡以致营养不足》Sing Tao Daily，2015-08-24

标题10：《患癌改吃素，缺营养损抵抗力》晴报，2015-09

标题11：《英女"戒肉"一年身体反变差》Sing Tao，2015-09-05

标题12：《清淡饮食光吃蔬菜水果可能造成营养不足》China Daily News，2015-09-09

标题13：《吃素节食营养不足"头发饥饿"害掉发》Sharp Daily，2015-09-16

标题14：《长期茹素影响记性青菜捞饭维生素B 12减少》都市日报，2015-12-17
　　　　http://www.metrohk.com.hk/?cmd=detail&id=298215

标题15：《素食太严格孩子容易缺营养》中新网－广州日报，2014-04-03

标题16：《老人吃素要适可而止》汕头日报，2015-02-20

标题17：《专家：茹素如同偏食，可至营养不良》晴报，2014-11-26

标题18：《不要认为素食即健康》南国今报，2015-01-05

报道所指的结论是否有偏差？

关于素食者癌症的研究

研究对素食者的定义并未清楚界定，一些吃鱼、吃蛋奶的人也被归纳为素食者，所以得出的健康状况和患病率并不能真实地用来反映全素食者的健康实情。

癌症是由多年来各种生活及外在环境因素累积造成的结果，纳入研究中的"素食者"，有大部分不是从小就开始素食的。他们的素食时间各异，还未开始素食前的生活饮食习惯、混杂因素等并没有（其实是不能）完全地被计算在内。癌症在素食后才出现，并不代表这是素食的后果。

另外，对于被纳入研究的"素食者"所吃的食物品质并没有认真交代。如我在前面一直说的，健康的素食并不单是"无肉"的素食。假如被研究的"素食者"所吃的多是精制食物、升糖值高的食物（十分普遍）、奶类食品及全熟食的话，就可以肯定不会得到全素食带来的益处，相反，还可能会因此得出反效果。

关于营养不良、减肥不成功还吃出病来

报道中盲目进行素食而"吃出事"的主角们，他们都有共通的"素食"方式：

· 只有青菜捞白米饭或只吃果酱搽白面包或会配以汽水或包装甜味饮品；
· 升糖指数高的主食（白米饭、面包、面条、意粉、比萨等等）；
· 升糖指数高的零食、饮品、糕点、甜品（白糖含量高）；
· 多油煎炸的素食；
· 或多喝牛奶、多吃奶酪等。

很明显，以上列出的食物不但没有足够的脂肪和蛋白质，也欠缺足够的能量及维生素营养素，而且会使人越吃越肥。虽然勉强地可说是素食，但全部为精制食物，升糖值高，又没有质量好的脂肪蛋白。只有青菜沙拉，虽然是"素食及食生"，但当中却缺乏了能供应脂肪蛋白的素食材料。这绝对不是全面及应有的健康素食。

相信报道中的不幸人士，在还未开始尝试素食前，某种程度上一定

是已经有感自己的健康欠佳，本身就已经是处于疾病的状态，才会有动机触发他们尝试去改变已有的饮食模式。但是，就从他们只懂得盲目"走肉走油"，又依旧白米饭、白面包、汽水、零食等的"素食"来看，在他们未曾"走肉"前的饮食模式已不见得好了，甚至可说是偏差的饮食，所以身体本来就因此而欠佳。可是，他们没有机会学习真正能帮助自己改善健康的素食方法，结果本来已有或隐藏的疾病，就在他们尝试素食的时候被诱发出来，表面上看，似是他们"吃素出事"。接着，报刊又往往用断章取义的标题去报道这些因无知而发生的"素食悲剧"，这对真正能带给我们健康的素食实在有些不公平。

2

对食生的指控，是否成立？

十字花科植物：西兰花，孢子甘蓝，椰菜，椰菜花

指控	指控成立与否
含有硫氰酸酯，抑制碘（Iodine）与甲状腺球蛋白（Thyroglobulin）的结合，从而阻止了甲状腺素（T3 和 T4）的制造，造成： 1. 甲状腺素缺乏 2. 刺激了甲状腺激素 TSH 的分泌，引起甲状腺细胞增生 3. 增加甲状腺肿大的风险	指控半成立 因为只有在碘质很缺乏的情况下，硫氰酸酯对甲状腺素及激素 TSH 的影响才会变得明显

灵活食生法

1. 确保有足够的碘吸收
   无论熟食或生食，我们都可通过选用天然海盐或适当进食海草类食物吸收足够的碘
2. 适当分量地生吃（不是餐餐大量地吃），即使吃了少量硫氰酸酯，在碘充足的情况下也不会影响甲状腺素水平
3. 硫氰酸酯会在沸水高温煮时于半分钟内分解，一般煮透的食材无需担心。但蔬菜煮透后，其营养大打折扣，相反，食生有其他更多的营养益处

豆类

指控	指控成立与否
所有豆类食物皆属种子，本身含有丰富的营养和酵素，但同时也含有生长抑制剂，若直接吃下，或会直接引起肠胃不适，这是种子在大自然中的自我保护方法（动物吃了不舒服所以弃吃；干旱情况下种子不发芽，待有雨水把生长抑制剂溶走后才萌芽）	**指控成立** 种子类食物确实不适合直接生吃（但有解决办法）

灵活食生法

利用生长抑制剂遇水便会溶解的特性，有对应方法可让我们安心吃豆类或种子类食物：

1. 选择食生时，需要把种子浸水发芽后吃才好。其实即是在吃植物苗，而不是吃种子
2. 若是熟食，不发芽，煮前也要充分浸水再滤掉水后再煮来吃。豆类、糙米、其他种子坚果等同（详见第四章"怎样选购糙米及厨房的预备功夫"小节）

发芽种子

指控	指控成立与否
发芽过程中容易有霉菌和细菌滋生，吃了可能会导致严重的肠胃炎或食物中毒	**指控不成立** 发芽后的种子含高营养价值。应尽量生吃，熟食是浪费了！（第四章"怎样选购糙米及厨房的预备功夫"有进一步详述）

灵活生食法

我们可对用来发芽的种子加以筛选，安全有效地发芽！

1. 选择信誉良好的有机种子
2. 发芽前弃掉明显发黑或浸水后浮面的种子
3. 发芽前事先用50摄氏度的热水加一般食用醋或稀释的过氧化氢（药房有售）浸5分钟。用精确的烹调温度计保持不高于50度，否则会损坏种子
4. 采用消毒清洁过的容器发芽，把容器放在远离制作其他食物和有宠物的地方

马铃薯

指控 1

生吃马铃薯会导致腹胀疼痛，因为：
1. 马铃薯含有一些消化不了的淀粉质，助长大肠里细菌的发酵作用
2. 薯皮亦含有种子生长抑制剂，直接吃下，效果同上

指控成立与否

指控成立（但也有妙法食生）
消化不了的抗性淀粉质经煮熟后会被分解，变得较易消化，避免腹胀疼痛
就是熟食，吃薯类也不要连皮吃。
去皮同时也是食物卫生的一个环节

指控 2

当马铃薯（茎）受伤、过分暴露在阳光下或当储存时间过长而开始发芽时，都会呈绿色状。绿色是叶绿素，本是没有毒性的，只是通过它的存在，能反映出薯茎内己含有并积聚了相当数量的有毒物质茄碱（solanine）。茄碱实为植物本身潜在的自我保护物质，防止植物茎在外露受伤或发芽时被昆虫或草食动物吃掉

指控成立与否

指控成立（但也有妙法食生）
人吃下了茄碱或会出现肚痛呕吐等中毒症状。
高达八成的茄碱存在于薯皮内。
去皮可除去部分但不是全部的茄碱。高温烹饪，蒸、煮、油炸和微波处理亦不能分解它

灵活食生法

1. 生食马铃薯妙法：新鲜＋去皮＋榨汁
（免除了抗性淀粉质及附在薯皮中的种子生长抑制剂的忧虑）
2. 绝不吃呈绿色、己发芽的马铃薯（避免中茄碱毒）
3. 尽量选择有机种植的（避免农药或重金属污染）

茄子和西红柿

指控	指控成立与否
与马铃薯属同科植物，含有毒性的茄碱（solanine）	指控半成立 茄子和西红柿植物所含的茄碱（solanine）多集中于叶和花的部分 青色未成熟的西红柿都含有茄碱

灵活食生法

1. 茄子果实本身含微量的茄碱。若你不是对茄碱敏感，偶尔吃上几口茄子而不是一次大量吃上几十条茄子的话，是不会中毒的
2. 避免吃茄子叶和西红柿叶
3. 呈青色、未成熟的西红柿不吃
4. 无论生吃或熟吃，用盐出水后有助于改善口感

菇类

指控	指控成立与否
常见食用的菇类，本身含有化合物胼，工业风干时还可能会用到甲醛或其他化学品，都属于会毒害肝脏和致癌的物质 采集及食用野生菇是一种冒险的行为，除非你有很专业的知识	指控成立 煮、煎、烤等的食物准备方法能把大部分有损健康的物质消除 把菇类脱水也可，但不及煮，而且制造商往往使用另一种化学剂来达到脱水效果。结果都是一样有害

灵活食生法

暂时并没有研究可有力指出腌制（marinated）菇类能否有效地消除这些有毒物质。自家脱水又并不能完全解毒。因此：
1. 菇类生吃不无风险
2. 熟食虽较安全，但也不必多食

淮山 / 山药

指控	指控成立与否
切山药时有黏液流出，刺激皮肤过敏发痒，有毒	指控不成立 山药的黏液是黏蛋白（一种多糖蛋白质），黏黏的，能阻止动脉粥样硬化，保持血管弹性，防止身体结缔组织萎缩，有助于心脏、血管、皮肤、关节的健康，不是毒哦

灵活食生法

淮山 / 山药、牛蒡、莲藕皆可生吃、打汁食用
刺激皮肤过敏发痒的是山药皮中所含的皂角素或黏液里含有的植物碱。皮肤直接接触它会引起过敏而发痒，但吃下无害，因为消化过程自然把它中和了
处理山药时可戴手套去皮，避免直接接触。用大量清水加少许醋冲洗中和，可减少黏液对皮肤的刺激
山药切片后需立即浸泡在盐水中，以防止氧化发黑

胡萝卜、西红柿

指控	指控成立与否
生食不能吸收茄红素？	指控不成立

灵活食生法

生食也可吸收茄红素哦！详情请参阅第二章"前列腺"篇

食物安全	
指控	指控成立与否
蔬菜水果生食容易招至细菌感染、食物中毒	如果必定要一尝肉食（包括海产）之一时口感，就必定要煮熟（P23） 至于对健康有益的蔬菜瓜果水果，只要能花上时间认真挑选及清洗食材的话，指控是不成立的（请参阅 P178~179）。假如因为能力或环境所限没法认真挑选及清洗食材的话，那就唯有煮熟来吃

灵活食生法

请参阅 P198
另外有关"寒凉"之忧虑，请参阅 P142~144

3

吃胡萝卜吃到"面黄"！有没有问题？

当你吃太多含有 β - 胡萝卜素的蔬菜，例如胡萝卜、南瓜等，过剩的胡萝卜素便会储蓄在皮下组织和脂肪中，令你皮肤看上去偏黄或橙色。这现象被称为胡萝卜素血症（carotenemia）。

这种皮肤颜色的变化是无害的，也不是什么病。它与黄疸病不同，眼白仍然维持洁白，肝胆并没有问题，只是表示你从食物中摄取了超过身体所需的胡萝卜素。当你减少进食胡萝卜素含量高的蔬果，早前的储存被用完后，偏橙色的皮肤颜色很快会消失。

在健康素食的概念里，食材的选择均衡、多样化也很重要。如你出现这样的皮肤颜色变化，虽不是病，但却反映出你已过于偏食含有胡萝卜素的蔬菜，这也实在不太理想，可作出一些调整！

4

吃红菜头吃到"血尿"？！

　　有些人在吃红菜头后会发现小便或大便变成了紫红色，以为是血尿或大便出血。其实这是因为红菜头所含的色素没有被身体完全分解而通过小便和大便排出。这现象有个学名：beeturia。它与遗传无关，亦是无害的，也不是病。分解红菜头色素可能与胃的酸碱有关，也可能是肝脏未能适应消化这种有益的色素。当你吃惯了红菜头后，这种现象多会自然消失。

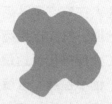

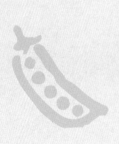

在本章中可看到身为医生的我，
一日三餐是如何实践"健康素食方程式"的。

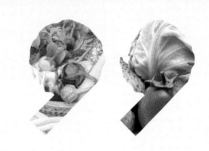

第四章

健康素食方程式
实战篇

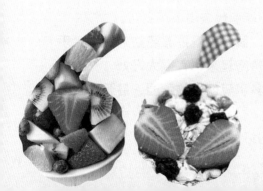

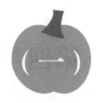

买菜入厨小攻略

健康饮食由街市开始

去药房配药，不如去街市买蔬食材料，回家自己动手整治自己的健康！

我在街市买什么？

有机菜真的有机吗？近期"香港消委会"的报告已向大家说明了答案。

我自己为了更了解有机耕种的生产流程，曾刻意去学习有机耕种。自己也种有少量，但这些只属于皮毛，不能取代去街市买食材。

买菜时，未必一定购买有机标签的，很多时候是靠经验来挑选合乎有机天然种植形状的蔬果。与卖菜店主熟络起来也有很大好处，一来可向他们学习一些买菜小知识；二来亦可多了解他们的菜园，甚至可安排实地参观！

多认识本地的有机农场主，可向他们订购农作物。

我的厨房里有什么？

厨房不用大地方。小厨房，或只是一个小角落，也可做出完美满足丰盛的食物。

主要的厨房工具有（依我常用的次序排列）：

（1）搅拌机（Blender）。

（2）食品加工机（Food processor）。

（3）榨汁机（Juicer），慢磨榨汁机效果不错。

（4）菜丝刨／擦菜板（Grater）。

（5）一个简单的发热器（或炉头）或一个焗炉，作解冻之用。发热器（或炉头）偶尔用来煮糙米饭之用。

（6）脱水机（Dehydrator）。

我不用微波炉、电磁炉或光波炉，因为我对电磁场有忧虑。

我也不用电饭煲，因找不到不含铝质的电饭煲内胆。所以，我用不锈钢煲煮饭。

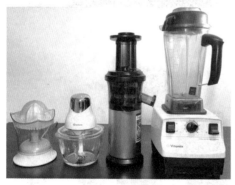

我的厨房用具

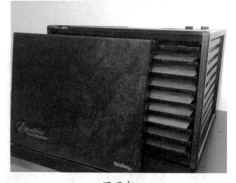

风干机

我在厨房做什么？

食物安全很重要！特别是食生时

在厨房最重要又最花时间的事情就是挑选及清洗食材。因为多数是生食的缘故，所以蔬菜每处都需仔细检视及清洗。虫卵多在叶底。

有虫卵、虫蛹、潜叶蝇行踪的、黑点的、稍为发黄的菜叶（意味已经开始腐烂，细菌含量多）、变软了的菜叶（意味开始腐烂），都要弃掉。

其次可用醋或臭氧（o zone）机清洗食材。

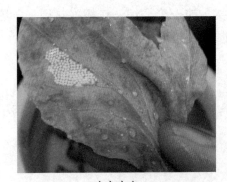

叶底虫卵

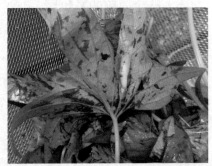

叶底虫蛹

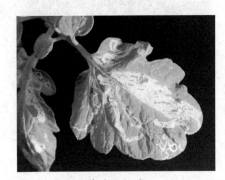

潜叶蝇行踪

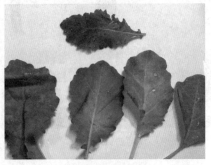

上排横叶是正常新鲜绿色，下排都属
发黄不能吃的

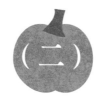

怎样选购糙米及厨房的预备功夫

主食选择吃糙米（Brown Rice）、红米（Red Rice）、小米（Millet）、藜麦（Quinoa）等高纤谷物的好处已在第一章解释过了。各种豆类、坚果、种子类的食物可提供质量好的植物性蛋白质及脂肪。在预备食品过程中，我们要留意以下几点：

尽量选择有机种植的

由常规种植而来的谷物，壳上往往附带一些化学除草剂或相关的其他化学剂。不过，在加工去壳成为白米的过程中，这些壳上附着的化学剂就得以顺带被去除。不过打磨过程虽然帮助去除了化学剂，看似保障了健康，但却恰恰因为打磨而让谷物成为精制食物，欠缺纤维，升糖指数又高，最后仍然是对健康不好。

主食选择吃糙米（Brown Rice）、红米（Red Rice）、小米（Millet）、藜麦（Quinoa）等未经加工又属于高纤的谷物是健康的。但因为我们会同时连同壳进食，所以应该尽量选择购买有机种植的产品。否则，就会有可能吸收到额外的化学剂，在健康层面上打了折扣。

虽然有机种植的糙米会比常规种植的贵，但健康宝贵，这些金钱是值得花的。很多人或多或少都曾经抱怨过有机种植的食材价钱昂贵，不过，当你了解到有机种植的农夫在背后所付出的辛劳时，你一定不会再有此抱怨，而且可能还会认为，他们卖的价格应该更高呢！

要充分浸水、滤水后再煮

　　种子内本身含有丰富的营养和酵素，随时提供发芽生长。为免在干旱不利生长的环境下发芽，所有种子都含有生长抑制剂。这个物质遇到水时才会被溶解，然后才能让种子里的各种酵素活跃起来去进行各式各样的新陈代谢反应，这时，种子开始发芽生长。拥有生长抑制剂亦是种子在大自然中的自我保护方法。当动物（当然包括人）直接吃下生长抑制剂，可能会直接引起肠胃不适，因而被视为毒素。

　　糙米、多谷米、豆类或各类的坚果种子食材其实都是植物的种子。在预备食材时，假如没有在事前充分浸水后再滤掉那些水然后再煮来吃的话，我们就会连带吃下种子生长抑制剂。除了可能会直接引起肠胃不适外，人类的肠内亦没有酵素消化种子生长抑制剂，但肠里的细菌可以。这样便间接提供了额外的养分使细菌在肠道里大量滋生，结果犹如食物在肠里发酵一样，会释放出大量气体，因而引起不适，会为你带来胃气胀、腹痛、腹胀、腹泻、多屁而且是臭屁等症状。如果因此而放弃了这些优质的食物，实在可惜。

　　各类种子需要浸水的时间都有些分别，一般为数小时。但以个人平时兼顾工作生活的经验来看，如果我想预备晚餐的话，我便会在早上出门前把需要的分量浸水，到下班回家时便可滤掉那些水，清洗后便可开始煮。在周末，我若是想预备明天午餐的话，我会选择今晚临睡前或者当天的大清早将需要的分量浸水。在不用上班的日子想预备晚餐，因时间许可的关系，也可选择在当天的中午时浸水。

如果选择生食，就需要把种子浸水发芽后吃

一粒种子发芽生长的阶段使进食大不同

种子未经浸水

不能硬煮，原因以上解释了。

种子浸水数小时后

足以溶解生长抑制剂，但还不足以开始发芽生长。这个阶段的种子可煮熟吃，但却不能生吃或打汁食用，否则也会出现消化不良，因为此时的种子里所含有的蛋白质和营养还未被生长酵素分解，难以消化，需要借助烹煮才会变得容易消化。

种子经过浸水、换水、保持湿润数天后发芽时

这个时候其实就已经不再是种子，而是植物苗了。这是一棵植物最富生命力、最有营养价值的黄金时段，亦是我们原状生吃或打汁食用的好时机。发芽后若不生吃而煮熟吃，种子里所含的高能量营养便会被高温消灭，营养价值也大打折扣。最容易发芽生吃的便是绿豆。

当发芽后开始长出绿叶时

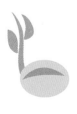

植物苗已是一棵植物了。种子之前所含的营养在此时已被消耗得七七八八。所以如果等到这时候才生吃的话，一来已错过了营养高峰期，营养价值一般，二来植物体积还小，没有什么好吃。与其是这样，何不干脆继续种，待植物生长多些再食用呢？

一切由早餐开始：混合蔬果种子汁

我常对我的病人说："健康素食的简单起步点就是从早餐开始，因为早餐往往需求的量不多，但又是一日三餐中最重要的一餐。"

请回想一下每天早餐你是怎样吃的？然后看看下表：

食物本身的酸碱性

酸性的食物 （Acidic Food）	微酸，接近碱性的食物	碱性的食物 （Alkaline Food）
肉类、动物内脏	大部分的坚果类、种子类	所有蔬菜
蛋奶类、奶酪等	大部分豆类	所有水果
鱼类、贝类海产	所有未经精制过的全谷物：糙米、红米、黑米、小米、藜麦等	大部分根类蔬菜，例如牛蒡、白萝卜、胡萝卜、甜菜根、莲藕等
所有精制淀粉类食物：白米、白面包、白面条、白意粉等		
白糖、精制糖		
油类、奶油、油炸、油腻、油煎的食物		
各种汽水、咖啡、奶茶、各种酒类		

请看看自己习惯吃的早餐有多少成分属于左边一栏（不好的酸性食物）？又有多少成分属于右边（好的碱性食物）？可能你正在偷偷微笑了，在笑自己原来是那样"不合格"呢！

没错，我们何以在轻松贯彻实行早餐全素食之余又是食整全兼食生？

如何可以成功地放弃传统的燻肉双蛋吐司奶茶咖啡式的早餐？

我们又如何去想象早餐怎可以咬上一根胡萝卜、咬上一根黄瓜、吃上一个柠檬和一堆亚麻籽呢？

这里建议利用新鲜天然的蔬菜瓜果、水果和坚果种子混合打成的蔬果汁饮用。亦是生机饮食的一种。

从实践的经验看，相信这是较轻易地能一次满足我们所愿的方式：全素食、食整全、食生、食得饱满兼消化效益高、减少消化食物所带来的反应性炎症、促进伤口快愈合、皮肤有生机、提高免疫力、纠正多种长期疾病、防癌、弥补手术后病人的多种身体缺憾（胃部体积小了、肠短了、胆没有了、胰脏少了、胃口不好、无牙力咀嚼等等）的方法！

所需工具

一部大功率的搅拌机。可供参考购买的包括美国制的 Vitamix 搅拌机（价钱较贵，但颇耐用）、香港制的德国宝高速搅拌机等等。

（注：作者与以上生产商绝无任何关系，纯粹根据个人及友人经验，提议以上参考。）

所需材料：包括四大类

第一类：蔬菜类（vegetables）

在下列蔬菜类中，每次选择 2~3 种蔬菜，清洗干净。最好选择来源可靠的有机蔬菜。

例如：西红柿（连皮连核），柠檬（去黄色皮，留白色的肉、留核），胡萝卜（去皮），甜菜头（去皮），黄瓜（连皮），大红椒，黄椒，青椒，芹菜（1~2片），椰菜（1~2片），苦瓜（去核），芦荟，等等。

第二类：水果类（Fruits）

在下列水果类中，选择 2~3 种，以时令水果为主，可靠有机来源的为佳：

例如：苹果、香蕉、梨、菠萝、火龙果、木瓜、奇异果、牛油果等等。（不太建议选用提子、红蓝莓或草莓等超薄皮水果。因为这些水果的种植通常要高度依赖化学剂及杀虫剂。又因为水果皮薄，化学剂及杀虫剂往往已渗入果肉内，不能清除。除非水果的来源是可靠的有机农场。）

第三类：坚果种子类（Nuts & Seeds）

在下列坚果种子类中，每次选择 3~4 种。

例如：亚麻籽（2 汤匙），芝麻（2 茶匙），南瓜子（2 汤匙），核桃（2~3 颗），松子（2 茶匙），半杯经浸水发芽的绿豆、苜蓿，等等。

当中以亚麻籽和芝麻最为重要。选择原粒而不是预先磨成粉的。

第四类：调味类

在下列调味类中选择，以生姜和肉桂最为主要。

生姜（1~2 片），肉桂（肉桂条 1 条或肉桂粉 2 汤匙），迷迭香，鼠尾草，罗勒，等等。

打汁过程及如何饮用、保存

把以上 4 种材料，加上 500~750ml 的过滤水，也可加入冰块，慢速打匀后再高速打大约 1 分钟，即成美味有益的蔬果汁。

四大类的食材中每类宜选择哪几样？

主要根据蔬果的季节性及自己的个人口味喜好而定。

怎样配搭美味些？

当你试过几次后，自然可从经验中得知怎样配搭是最适合自己的了。打出的蔬果汁，质感的轻重，可根据个人的喜好和需要而配搭。

想轻一些：加多点水，在每一类别中只选 1~2 种材料或减少第三类坚果种子的分量即可。

想重一些，能量饱肚感多些：减少水的分量，在每一类别中多选择 1~2 种材料或增加第三类坚果种子的分量即可！

想甜一些：可增加较甜水果（例如香蕉）的分量。

如何分配来饮？

通常一次打汁，打出来的蔬果汁会是 1~1.25 升。建议可把当中大约 500 毫升当成早餐食用，其余的蔬果汁可与家中成员分享，或用玻璃器皿储存放入冰箱，在午餐和晚餐前约一小时从冰箱取出，用稍热的温水将盛满蔬果汁的玻璃器皿温过后饮用。

蔬果汁稍作储存时如何保持新鲜？

要保新鲜就要尽量减少蔬果汁成分被氧化。可以把蔬果汁倒满玻璃器皿，尽量减去器皿中的空气，甚至用能抽真空的玻璃器皿（如有的话）。

蔬果汁每类食材的独特之处

所有用来打汁的材料都是生的，没有煮熟的。只有生食，才可以完整地吸收蔬菜瓜果种子中所含的不耐热维生素 C、植物生化素（phytochemicals）和酵素。

第三类的坚果种子类，是用来提供有益的不饱和脂肪，特别是奥米加三（ω-3），这些脂肪亦同时让蔬果汁中的油溶性维生素（fat soluble vitamins）直接有效地被吸收。平日常用的食油，经过精制，质量没有天然的油分好。

第四类调味料中的肉桂，特别有消炎作用。生姜可对害怕生冷的人士给予安慰感。

> ▶ Q：果核是否含有毒素？连核打汁是否会中毒？

A：属于蔷薇科（Rosaceae）的植物果核（例如苹果、樱桃、桃子及杏仁）真的含有毒性物质氰化物（Cyanide），但每颗果核所含的氰化物分量极少，只有磨碎超过一大杯的纯果核并一口气吃下，才可能吸收到足以毒害身体的分量。

因此，一般选用水果连核打汁饮用时，一来可选择蔷薇科类以外的果实，例如火龙果、奇异果、柠檬等果实连核打汁；二来就算放了几颗这类"含有毒性"的果核打汁饮用，也绝对不会对健康造成大碍的。

相反，果实连核打汁后饮，能让我们吸收到果核里的植物生化素，为健康带来好处。这些宝贵的植物生化素往往在平日进食时被浪费了：我们吃水果时一般是只吃果肉弃掉果核，但也无可厚非，因为果核太硬实在也吃不了。

（四）

这个医生平日怎样吃？

我的早餐例子

其实算不上什么特定的食谱。以下只是一些我日常随意做的例子。

材料配搭的选择在于自己在菜市场买到什么时令蔬果。种类都依据之前说的，有蔬菜类 + 水果类 + 坚果种子类 + 调味类的混合。想清口些，可多加水打。读者不妨用作参考，但我鼓励各位能兼顾选用多种材料的原则，根据自己的口味，自由发挥。

绿色蔬果种子混合汁

菠菜混合汁

菜类	：250 克菠菜洗净
水果类	：4~5 根香蕉（依香蕉的大小来定） 半个柠檬（去黄皮，但留白肉和核）
坚果种子类	：3 茶匙亚麻籽
调味类	：可无，或加少许肉桂粉
水	：500~750 毫升

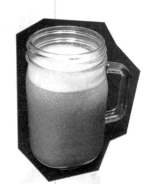

绿色蔬果种子
混合汁

注：可用 250 克白菜、250 克羽衣甘蓝或一棵西芹取代 250 克菠菜（根据在市场买到什么菜来定），继而变化成白菜混合汁、羽衣甘蓝混合汁或西芹混合汁

红菜头混合汁

红菜头混合汁

菜类 　　　：半个或 1 整个红菜头
　　　　　　（依大小来定，去皮洗净）

水果类 　　：2~3 根香蕉
　　　　　　1~2 个苹果或 1 个甜梨
　　　　　　（依大小来定。如不是有机，去皮，但留核）
　　　　　　半个柠檬（去黄皮，但留白肉和核）

坚果种子类：3 茶匙亚麻籽
　　　　　　2 茶匙芝麻
　　　　　　2 茶匙南瓜子
　　　　　　（如有核桃或其他坚果，也可用来代替）

调味类 　　：可无，或加少许肉桂粉或一小片姜

水 　　　　：500~750 毫升

红菜头
混合汁

橙色蔬果种子混合汁

1. 甘笋（萝卜）混合汁（深橙色）

菜类 　　　：1~2 根甘笋或萝卜（依大小来定）

水果类 　　：2~3 根香蕉
　　　　　　1~2 个苹果或 1 个甜梨
　　　　　　（依大小来定。如不是有机，去皮，但留核）
　　　　　　半个柠檬（去黄皮，但留白肉和核）

坚果种子类：4 茶匙亚麻籽
　　　　　　2 茶匙芝麻
　　　　　　2 茶匙南瓜子
　　　　　　（如有核桃或其他坚果，也可用来代替）

调味类 　　：可无，或加少许肉桂粉或一小片姜

水 　　　　：500~750 毫升

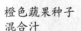

橙色蔬果种子
混合汁

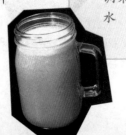

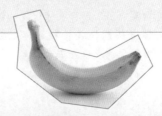

2. 翠玉瓜甘笋（萝卜）混合汁（浅橙色）

菜类 ：半条翠玉瓜或 1/4 个椰菜
1 条胡萝卜

水果类 ：2~3 根香蕉
1~2 个苹果或 1 个甜梨
（依大小来定, 如不是有机, 去皮, 但留核）

坚果种子类：4 茶匙亚麻籽
2 茶匙芝麻
2 茶匙南瓜子
（如有核桃或其他坚果, 也可用来代替）

调味类 ：可无, 或加少许肉桂粉或一小片姜
水 ：500~750 毫升

注：可用上 1/4 个椰菜取代半条翠玉瓜, 继而变化成椰菜
甘笋（萝卜）混合汁。

特色椰子味混合汁

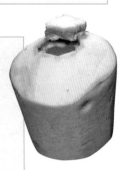

　　以上任何混合汁随时可变成特色椰子味混合汁饮
用。只要用 1 个椰青（椰青水连椰肉）, 代替以上各款
的部分或大部分的香蕉成分便成。具体依香蕉和椰青
水及椰肉的分量来定。

如果没有打汁, 我的早餐便会是这样的

这天没打汁, 同时家中的菜类又刚好吃完,
所以选了以下家中还有的材料原状吃：

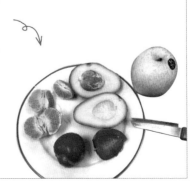

· 柑橘 1 个　　　· 西红柿 1 个
· 牛油果 1 个　　· 水晶梨 1 个

一样营养丰富, 之后开始一天的工作。

我 的 日 常 饮 食

我自己最常吃的午、晚主餐（全生食）

其实算不上是什么特定的食谱，材料配搭的选择在于自己在菜市场买到什么时令蔬菜瓜果和水果，但主体一定是以下类别的混合：

蔬菜＋瓜果＋水果   配   一杯作为早餐的蔬果种子混合汁   ＋／－   一碗生食版的汤

＋／一酱汁

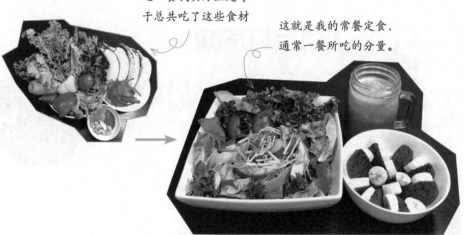

这一餐我实际上是等于总共吃了这些食材

这就是我的常餐定食，通常一餐所吃的分量。

▶ Q: 这样吃热量够吗？蛋白质够吗？够饱吗？营养够吗？

A: 全部都够！而且全是质量好的脂肪、蛋白质和碳水化合物！天然美味，亦无需开炉大煮，免费周章，厨房清洗简单！

酱汁

　　酱汁往往可带出食物的味道，是一味菜式的灵魂。以下分享几款我自己常做来调味的酱汁。

基本沙拉酱

做法 1：半个柠檬榨汁、少许盐、适量橄榄油。

做法 2：沙拉菜洗净后加 1 茶匙的盐用手拌匀，之后再加 1 茶匙苹果醋、1 茶匙水、适量橄榄油拌匀食用。（1 人分量）

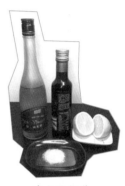

基本沙拉酱

这是我最常用的沙拉酱材料，上文"我的日常饮食"的例子，就是用了做法 2 的沙拉酱。

柠檬味牛油果酱

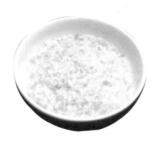

柠檬味牛油果酱

做法：完全成熟的牛油果一个去皮去核切块、半个柠檬榨汁去渣、1 小片蒜头切碎粒、少许盐、约 20 毫升的饮用水，把所有材料放入食物处理机打匀即成。用叉子把材料在碗内压蓉搅匀食用也可。

分享：通常买回来的牛油果还未熟透，表皮呈青绿色，果身硬。此时并不适用，可放上几天，待表皮转深墨绿色，果身变软，便是完全成熟时，可食用。

番茄酱

做法：1 杯 250 毫升容量的成熟番茄酱、3~4 块晒干的西红柿片、半个大红椒、2 汤匙橄榄油、数块新鲜罗勒叶、1 片蒜头、少许盐、少许黑胡椒，放入食物处理器打匀成酱即成。

分享：这味酱的美味与否完全在于鲜西红柿的品质。选用完全成熟的西红柿最好，表皮呈深红色，有机当然更好。

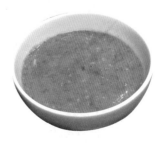

番茄酱

坚果（核桃）酱

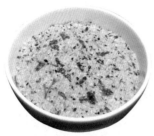

坚果（核桃）酱

做法：一杯 250 毫升分量的核桃（已浸水大半天后滤水）、半个柠檬榨汁去渣、1 茶匙橄榄油、2 汤匙芝麻、1 片蒜头、少许盐、约 30 毫升的饮用水，全部加入食物处理器中打匀成酱，最后可加入切碎的香菜叶，或切小粒西芹，拌匀即成。

分享：也有现成的生磨坚果酱（杏仁、芝麻等），可在一些推广有机生食的店铺买到。浓度可随个人喜好，加水调校。

罗勒酱

做法：两杯 250 毫升分量的罗勒（Basil）、1/4 杯橄榄油、1 片蒜头、1/4 杯松子（已浸水大半天后滤水）、约 10 毫升的饮用水，加入食物处理器打匀成酱，食用时再加些原粒松子一起吃。

分享：这款酱是我最喜爱的，但要看罗勒的数量是否恰到好处。罗勒是可自己种的香草，但罗勒叶较脆弱，不宜在曝晒的环境中种植。罗勒叶摘了后要及时食用，否则难保新鲜。

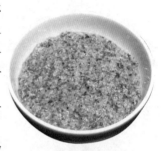

罗勒酱

咸味生姜蓉

咸味生姜蓉

做法：生姜去皮洗净切小块，放入搅拌机，加适量水和盐搅拌。倒入器皿，加入初榨冷压橄榄油或亚麻籽油，储存备用。

分享：在炒菜或"尽量食生什锦炒饭"中作调味。

以上所有酱汁，
均可配搭任何沙拉组合进食。

主餐可有的变化

"意粉" 或 "阔条面"

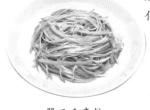

翠玉瓜意粉

以上介绍的酱汁，除了可随以上"蔬菜＋瓜果＋水果"并盘作调味料外，还可以作些变化，做出"意粉"或"阔条面"。

"意粉"或"阔条面"的面条材料最易入手的就是翠玉瓜（zucchini）了！不过除了翠玉瓜外，胡萝卜、黄瓜等也可被制成面条状食用。

有部专用来把果实或根茎类食物整成条面状的手动机器，翠玉瓜可切成"意粉"或"阔条面"形状。如果没有此特定的仪器，也可用手动的蔬果刨，把翠玉瓜刮成面条状。

牛油果酱
"意粉"

番茄酱
"意粉"

罗勒酱
"意粉"

用上哪种酱汁，就成为哪种味道的"意粉"或"阔条面"。我个人最喜爱的酱汁首选会是香浓的罗勒酱！

"三明治"

假如有叶质较厚的罗马菜，可用来代替平日用的面包来做三明治！

牛油果酱三明治

当罗马菜涂上牛油果酱，再加切成片状的西红柿、黄瓜或其他你喜欢的蔬果（可以是大红椒、大黄椒切细条或配以刚发芽的苜蓿等等），便成了美味的牛油果酱三明治啦！

核桃酱三明治

当罗马菜涂上坚果（核桃）酱时，再加数片切成片状的牛油果，配一些你喜欢的蔬果食材，就成了美味的核桃酱三明治啦！

蒜香薯仔豆蓉三明治

做法：一杯 250 毫升的豆（可选择配搭红豆、黑豆、红腰豆、鸡心豆），预先浸水半天，之后滤水洗净；2个中型薯类去皮洗净，全部放入煲内用沸水煮熟，然后隔沸水，淋冷水降温，再滤水。之后全部放入食物处理器，加入半个去核青色大椒，1片蒜头，少许黑胡椒，适量的盐，开机打匀成浓酱即成。

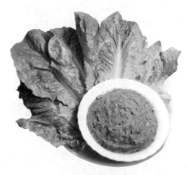

薯仔豆蓉三明治

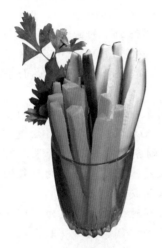

"面包"条

"吐司"

任何叶质较厚的菜叶，也可涂上任何一款你喜爱的酱汁[牛油果酱、番茄酱、坚果（核桃）酱、罗勒酱等]，当成"吐司"食用。

"面包"条

甘笋、黄瓜等可切成长条形的材料，这些都是"吐司条"的主角。吃时配搭上述任何一款浓酱料一起入口，清新美味。

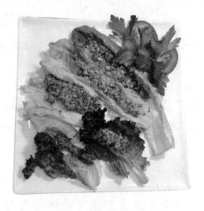

吐司

汤（生食的）

牛油果黄瓜"汤"

做法：4~5块罗马生菜、1根黄瓜去皮去核、约125毫升饮用水、1茶匙去渣的柠檬汁、1片蒜头、1/4汤匙盐，加入食物处理机打匀，然后再加入1汤匙橄榄油及半个熟透的牛油果，再打匀成汤即可。

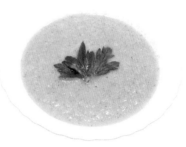

牛油果黄瓜"汤"

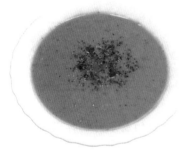

牛油果西红柿"汤"

牛油果西红柿"汤"

做法：3~4个大红番茄去核、100毫升饮用水、1片蒜头、1/4汤匙盐，加入食物处理机打匀，然后再加入1汤匙橄榄油及半个熟透的牛油果，打匀成汤即可。

当你自己、家人或朋友还是爱饭一族的时候，你可以如何在熟食里尽量食生呢？

饭的选择（底线是：一定不要再吃白米饭！）

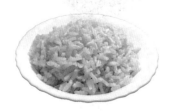

纯糙米饭

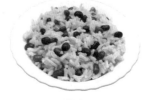

红豆糙米饭

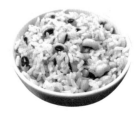

眉豆糙米饭

▶ Q: "十谷米" 好吗？

A: 仔细看看十谷米的成分，因多数含有小麦或大麦成分，所以在尽量避免麸质的前提下，我没有煮给家人吃。

菜的选择（尽量选择有机）

生食式"炒菜"

"炒"有机羽衣甘蓝、有机菠菜或其他有机绿叶菜

新鲜的羽衣甘蓝（芥菜的一种）500克，清洗干净，取叶弃茎，下3茶匙盐，用手在器皿中捞菜（即是在"炒菜"），待大约5分钟后蔬菜会出水，这时菜会好像熟食时炒熟一样。

用饮用水稍稍清洗，让咸味合乎个人口味，多出的盐水可倒掉或留着用于第二道菜式。

加入两汤匙有机石磨生芝麻酱，用少量水稀释，拌匀。最后加入预先切好的大红椒粒、秋葵或胡萝卜片作装饰即成。

"炒"有机白菜

白菜洗净，叶与茎切开，茎再切短，然后做法同上，最后加入预先切好的胡萝卜丝及松子。

分享：因口感极似熟的，家人吃了这道生的时令菜也很喜欢。生食的绿叶，要费尽心机每叶清洗。若喜欢姜味，可用碱味生姜蓉作调味。

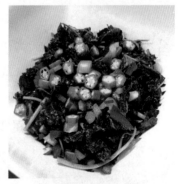

生食式"炒菜"

8

轻煮熟食及如何在熟食中"尽量生食"？

"暖炒"荳芽+（生食配料）

做法：1.500 克有机或自发的荳芽洗净备用。

2. 少许大红椒、大黄椒、黄瓜洗净切块备用、少许香菜洗净备用。

3. 热锅中加适量的水、酱油、少许盐，煮热后（不需滚），锅离炉，待稍稍冷却后再加入备用的荳芽搅匀，再加入备用的大红椒、大黄椒、黄瓜块，此时加入适量的椰子油或亚麻籽油一起搅匀，最后放上香菜作装饰即成。

分享：因所有材料在锅离炉、稍稍冷却后才加入，调味酱的热温混合冰凉的食材，因此食材不至于被煮熟，仍是生的，但却有了受欢迎的暖口感。家人吃了这一味暖身生豆芽也没有抗拒呢！

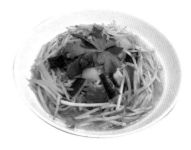

"暖炒"荳芽＋（生食配料）

"暖炒"高丽菜（椰菜）

做法：调味和暖身效果跟"暖炒"豆芽相似。配料自由发挥，以时令为主，以高丽菜代替了豆芽即成。

轻煮（水煮）"腐乳"空心菜

当材料不想生食时（可能不习惯或不是有机的），可稍稍轻煮来吃。这里用空心菜做例子。

做法：1. 空心菜洗净备用，1 个红辣椒洗净去核切丝备用。

2. 热锅中加适量椰子油，爆香预先切成末的蒜头，加入适量水和盐，再加入空心菜，搅拌（1 分钟以内）均匀。锅离炉，待稍稍冷却后，加入2 汤匙石磨杏仁酱（或白色芝麻酱）拌匀，上碟，再加上辣椒丝即成。

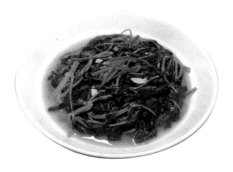

轻煮（水煮）"腐乳"空心菜

蒸莲藕、白萝卜

　　莲藕和白萝卜当然可以生食，但有很多人都
难以习惯，这里介绍一种清蒸又可保留更多原味
的做法。

做法：1. 莲藕去皮洗净切片，加盐搅匀，出水后
　　　　 把水滤掉，放碟上蒸大约 5 分钟即成。

　　　　2. 白萝卜去皮洗净切片，加盐搅匀，出水
　　　　 后把水滤掉，放碟上蒸大约 5 分钟
　　　　 即成。

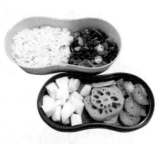

有一次给家人预备的"半生熟便当"

　　"生炒"有机菠菜＋蒸莲藕＋蒸白
萝卜＋蒸栗子＋眉豆糙米饭

分享：做这个便当所需的时间、工夫及
　　　事后的清洗，确实比自己吃的"日常饮食"
　　　较花时间呢！

半生熟便当

尽量食生什锦炒饭

　　　　　莲藕和白萝卜当然可以生食，但有很多人都难
　　　　以习惯。这里介绍一种清蒸又可保留更多原味的
　　　　做法。

做法：1. 隔夜或刚煮好的糙米饭。

　　　　2. 翠玉瓜、红甜椒或西芹洗净切粒备用。

　　　　3.1/4 个洋葱切成末备用。

　　　　4. 适量椰子油加到热锅里，加入洋葱粒、
　　　　 适量的盐轻炒，再加入糙米饭搅匀。加入
　　　　 适量的酱油调味。最后，锅离炉，待稍稍
　　　　 冷却后再加入备用的翠玉瓜、红甜椒粒及
　　　　 一些你喜爱的坚果粒即成（甚至可加上切
　　　　 粒的牛油果一起吃，增加幼滑口感）。

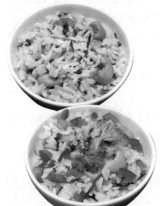

分享：除了糙米饭本身是煮熟的，其他材料均是
　　　生的。这个做法也可以套用于其他菜色上。
　　　酱汁或部分想熟食的材料在热锅做好后，
　　　锅离炉，待稍稍冷却后再加入其他食生的
　　　材料拌匀食用。

尽量食生什锦炒饭

尽量食生糙米菜饭

做法：适量椰子油加到热锅里，加入预先煮好的糙米饭、适量的盐和少许水轻炒搅匀。搅匀后锅离炉，待稍稍冷却后，利用上述做好的"生炒白菜"，切细，加入离火后已变温暖的糙米饭即成。

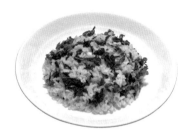

尽量食生糙米菜饭

尽量食生糙米粉

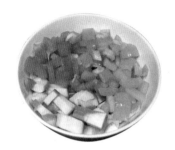

做法：1. 糙米粉用滚水浸软后滤水备用。

2. 翠玉瓜、大黄椒、大橙椒洗净切块备用。可用胡萝卜刨丝或其他时令果实代替。

3. 1/4 个洋葱切粒备用。

适量椰子油加到热锅里，加入洋葱粒、适量的盐轻炒，再加入滤水后的糙米粉搅匀。加入适量的酱油调味，最后锅离炉，待稍稍冷却后再加入以上备用材料即成。

分享：除了糙米粉本身是煮熟的，其他材料均是生食的。

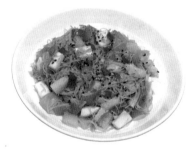

尽量食生糙米粉

尽量食生小米粥

做法：1. 适量小米浸水半天、滤水、加入新水，煲约 5 分钟直至小米变软，加入 1~2 茶匙的面豉或少许盐调味即成小米粥。

2. 食用时可加入自己喜欢的、洗净了的生食食材，例如西红柿、黄瓜丝、萝卜丝、数块菜叶或其他时令蔬果食材等。

分享：小米粥是熟的，暖身的，而后加的所有食材就是生食的，一样不影响口感，而且还保存了食材的酵素和维生素！

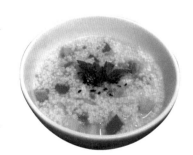

尽量食生小米粥

9

甜品、小食、特饮

蒸栗子

栗子去壳后放碟上蒸大约 10 分钟，最后加入低升糖值的椰糖浆或龙舌草糖浆即成。

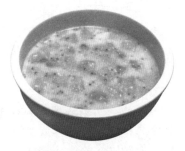

椰浆杧果"西米露"

椰浆杧果"西米露"

做法：椰青一个，取椰青水及所有椰肉，放进 Vitamix 高速搅拌机搅至幼滑奶白状，加入预先浸了水的奇异籽（Chia Seed）及已切粒的杧果粒即成。

提示：在没有杧果的季节，可用其他口感较软又甜的水果代替，例如啤梨、木瓜。

亚麻籽饼

做法：1. 1.5 杯原粒、生的黄金亚麻籽，浸水大半天（1 杯水），备用。

2. 4~5 块西红柿干浸水数小时之后滤水、1 个红甜椒切小块、半茶匙盐、少许香草，放入食物处理器皿打匀成糊状，再加进备用的亚麻籽，手动拌匀。

3. 把混合的糊状制成品薄薄地铺在风干机的不黏纸上，划出方形饼线，以 41℃风干 10 小时。然后把半风干的亚麻块反转再风干4~5 小时至爽脆为止。

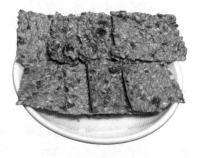

亚麻籽饼

杂果宾治

做法：香蕉、苹果、啤梨去皮切粒（如有
机且表皮干净的可留皮切粒），倒入
鲜榨橙汁，搅匀即成。

提示：水果的配搭视季节及个人喜好而定。
替代食物可选火龙果、木瓜、莲雾等。

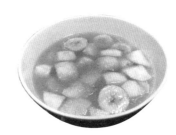

杂果宾治

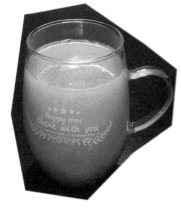

鲜榨橙汁

鲜榨橙汁或西柚橙或柠檬橙混合汁

做法：1. 选购较小的薄皮橙，会较多汁，纯
粹鲜榨。

2. 这杯约 250 毫升的纯鲜榨橙汁，就
用上了 5 个橙。喝了这杯橙汁，你便
在不知不觉中"吃了" 5 个橙。吃多
点不难吧！

可有的变化：如有西柚或柠檬，可选择用 1
个西柚代替 2 个橙或 1 个柠檬代替 1 个橙来
榨汁。

慢磨蔬果汁

做法：1. 2 条甘笋、2 个苹果（不是有机的
要去皮），切细，放入慢磨机。想
甜些可多加个苹果。

2. 还可加入一小片生姜磨汁。

分享：这是我最喜爱的"补品"之一！含
丰富维生素 C！榨出的汁，可用作
堆肥。

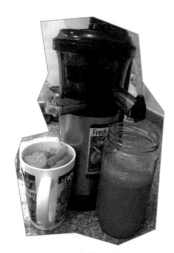

慢磨蔬果汁

结语

对于我自己和身边认识的实行了多年健康全素食的朋友来说，其实私底下进餐时，都吃得十分简单、十分原状，但也不减我们的饱腹感和营养！简单就是美。所有蔬果本身的天然味道就是最美，碟上的摆设其实也不太需要很复杂，因为蔬果本身的形状颜色就是最天然最美的摆设了。以上实在算不上是什么华丽的食谱，但却是我这个早出晚归、不太懂厨艺又不善于厨房杂务的人在家能做到的。在各位厨艺高手、专业厨师眼中，这些一定是登不了大雅之堂的"粗茶淡饭"。不过对于个人来说，每样也是简单直接、饱腹、脂肪蛋白质能量足够，又能满足自己的食生及家人朋友尽量食生的要求。在此我就不羞愧地诚实地与各位读者分享。更多大师级的食生食谱，你们大可参考其他食生同行的精美食谱书。

重拾健康，食物不是唯一

我们这本书整本都在讲食物。没错，食物是生活的一个重要环节，但并不是健康的全部。因为，健康还关乎以下重要的每一项：

喝足够的 "好水"

水在体内的角色

身体有足够的水分，细胞才可以正常运作，新陈代谢才可以有效进行，体内废物才可以顺畅地排走。平日喝水不够，或多饮含利尿特质的饮品（例如咖啡、茶、汽水、酒精等），都容易造成身体缺水。身体缺乏水分，会妨碍每个细胞、每个器官、每个关节（包括脊椎）的运作，亦是各种沉淀结石、便秘的原因之一！即便你运动得再全面、吃得再好、酸碱再平衡，也要有足够水分去滋润配合。

如何达到饮水标准？

一个正常人，每天最少喝两升的开水。食物虽然带有水分，但难以量度，所以最理想的是以喝下的水来计算。

水的品质

既然喝水这么重要，我们就得注意及重视水的品质。水源难免有污染，水送到水池，输出前被加入氯气部分杀菌兼漂白，再由多重的金属水管输送到大厦的水缸储存，再进入家中的水管，整个输送过程复杂且漫长。到我们开水龙头那一刻，流出的水难免含有细菌、氯气、重金属（铁锈、铜）及其他杂质。之前引起大家关注的"公屋铅水事件"（指2015年香港地区发生的饮用水含铅超标事件）更加不用在这里再加以解释。虽然水经烧开后会有助于杀菌和蒸发部分氯气，可是水质仍然与理想中的有相当的距离。因此，一个有效的滤水器对健康是十分重要的。

清纯健康的水应该是无味的。笔者习惯了饮用过滤水多年，可明显清楚地辨别到一般没有经过过滤的水里所含的氯气味及金属味。

假如不饮用过滤水，我们便会照单全收水中的杂质，而我们的肾脏便会在无形中成为一个过滤器。当你更换滤水器滤芯时，就会明白过滤是何等的重要，因为当你看到滤芯所过滤到的，绝对会让你大吃一惊。

实际行动小贴士

每天能轻易记得喝够水的窍门

每天要时刻都记挂自己喝了多少水是不切实际的。我在这里同大家分享一下我为解决这一问题而做的一个小动作：我习惯每天上班前都为自己预备两个一升容量的盛满水的水瓶，共计两升。工作时一有空闲便喝水。到下班时应该要把两个水瓶的水喝完。通过这小小的窍门，我便能轻易地提醒自己多喝水及喝够水。

用什么形式的滤水器？

各位就要花点心思，本着滤水器是"过滤"而非在水里"添加"物质的原则去选择便对了。我在这里不作详谈了。

携带外出的水瓶

尽量选择不含BPA（双酚基丙烷）的塑料瓶。玻璃瓶也是选择之一，但可能会重些，没有塑料瓶方便。塑料瓶最好选用属于5号塑料回收标志（PP）的塑料瓶，因其化学稳定性最高、会释放的毒性最少。

· 一般瓶装水或饮品用的塑料瓶多属于1号塑料回收标志（PET）。其化学稳定性不如5号高，或会释放较多的塑料毒性（尤其在户外高温条件下）。所以任何塑料瓶装饮品，在太阳下曝晒过或曾留在户外的汽车内被高温焗过的也最好不要饮用。

· 食物盒最好选用玻璃的（虽然较重）。外卖饭盒、即食杯面、泡沫塑料质地的一次性杯，多是属于6号塑料回收标志（PS）的，应避免使用！

适当的运动

运动对健康的益处

运动能帮助减压、促进血液循环、提升心肺功能、促进新陈代谢、锻炼肌肉、有助于维持标准健康的体形；有氧运动时流汗，实为身体排毒机能之一。运动的好处多不胜数，无论体能还是思维都同时得益，健康的人生是绝不能缺少运动的。

实际行动小贴士

在做运动时，我们需要留意选择一些可配合自己生活模式的运动，在过程中注意正确的技巧及量力而行，避免患上运动劳损。

骨骼挺直对称的重要性

你知道寒背不只是外貌问题，还是部分病痛的根源吗？

我们可能很少会联想到，原来睡眠窒息症、肩周炎、弹弓指（学名"屈指肌腱鞘炎"）、部分的头痛、一些莫名其妙找不到原因的头部麻木等，都可能与脊椎长期变形弯曲不对称和寒背有着千丝万缕的联系，只是一直被我们忽视。

　　虽然传统的临床诊断或物理治疗未必会注重骨骼支架与这些疾病的关系，但现实中，我确实亲自见证过病人因为能够矫正长期变了形的腔椎与颈椎弧度和寒背，而令上呼吸道重新打开、肩膀关节重获自由度、长期受阻的血气运行重拾畅顺，于是：睡眠窒息症不再需要依赖呼吸机、肩周炎不再痛不再硬、弹弓指神奇地自然松开可暂缓手术、头部麻木疼痛、眼帘浮肿等竟然不药而愈！整个人顿时变得神清气爽。

你知道平日常见的腰酸背痛、坐骨神经痛、膝盖无力疼痛等，根源都是核心肌肉虚弱无力吗？

　　核心肌肉（Core muscle）所涉及的主要肌肉包括前腹、腰方、背脊及横隔膜的肌肉。一般人只会觉得核心肌肉的训练及其力量只是运动员才要关注的。这固然是对的，但是不止如此，它还是支撑脊柱和骨盆的重要主干。

　　核心肌肉不平衡，导致脊柱侧弯、盆骨不对称，继而波及膝盖受压，引起不同程度的痛症。假如核心肌肉够强，我们的整体支架对称平衡，膝盖也不会长期受额外的压力，一般被认为因为年老而出现的关节退化，其实也未必会发生。

怎样有效地伸展筋骨与强化核心肌肉？

伸展筋骨

　　分主动及被动两种途径，两者皆重要，因为需要互补不足。

　　主动：自己做拉筋。

　　被动：可在精通人体解剖学、理解人体动力学、对运动康复充满热诚的运动教练的帮助下完成。

强化核心肌肉

　　横隔膜不只是呼吸的主要肌肉，它在核心肌肉的角色中还是支撑脊柱和骨盆的关键。体能界有各式各样的运动招式及健身器具来辅助训练核心肌肉。不过以个人的切身体会，学习训练丹田应该是最直接到位的方法！练习丹田，除了向高人学习，还需要自律持久。

适量地晒太阳

这部分的内容可参考"维生素 D"的章节。

质量好又充足的睡眠

为何要睡觉？

睡眠让脑部休息，又是大脑巩固记忆的时候（参阅 P159）。

如何达到足够的标准？

标准的足够睡眠时间应为每天 8 小时。最好早睡早起。10pm—6am 的 8 小时与 12am—8am 或 2am—10am 的 8 小时是有区别的。因为身体的生理时钟有其本身的规律，内在的休息及调整的时限是既定的。

熟睡小贴士

· 卧房的黑暗程度很重要

想睡得熟、睡得甜，卧房最好完全黑暗，伸手不见五指，张开眼与合上眼没有分别的漆黑最好。因为这样能帮我们大脑的松果体分泌能让我们安睡的物质，让脑部得到彻底的休息。

要使房间足够黑暗，可借助遮光度高的窗帘并多层安装，甚至可安装实体的额外门窗来达到完全遮光。当然室内所有的灯都要关掉再睡觉。

· 没有噪音的环境

可借助隔音能力强的窗户、门，以及使用软熟质地的耳塞等来减少会阻碍睡眠的外来声音。

假如夫妻一方有鼻鼾（打呼噜）而影响另一方的话，除了医治鼻鼾外，还可以考虑二人暂时分房而睡，避免影响对方。为对方着想是爱的表现，分房睡，不但不会影响双方的关系，而且若二人都各有优质的睡眠，无论生活上工作上都精神饱满的话，家庭关系又怎会因为分房睡而打折扣呢？

· 关掉所有手机及 Wi-Fi

手机及 Wi-Fi 是高频率的电磁波，都能在无形中影响及阻碍优质睡眠。睡眠不够、质量差都是导致精神欠佳、头痛等的原因。

· 不要看电视伴睡觉

这会很影响睡眠质量。

牙齿的健康（一定不用水银粉修补蛀牙！）

蛀牙

传统补牙会用上水银补牙粉。不过要知道水银是重金属，用来补牙的话，口腔就从此每天时时刻刻都在接触重金属。金属假牙或牙托的效果都是一样的。补牙粉里的水银会随着时间的推移以极少的分量渗透出来，我们吃下，不为人注意，也未必可被量度出来，但却在不知不觉中危害身体。一颗烂牙用上水银粉补已不好，何况我们很多人都有不止一颗的烂牙。

牙齿健康有赖于

· 健康的体质状况

请参阅骨质疏松、维生素 D 的章节。另外，饮食习惯对牙齿健康很重要。饮食除了关乎骨质疏松的问题外，口腔内食物中糖分的剩余及身体脱水也直接危害着牙齿的健康。

· 预防蛀牙

日常的口腔清洁，牙线的使用，尽量使用天然成分、不含 fluoride（氟化物）的牙膏，亦非常重要。

万一有蛀牙

先询问你找的牙医是用什么补牙材料的。如他只懂用水银补牙粉而又向你坚称水银补牙粉是唯一传统补牙标准的话，就请你另选牙医，直至找到一个愿意为你使用不含金属成分的树脂质补牙材料的医生为止。真正不含金属成分的树脂质补牙物料的颜色应是雪白的。

身处环境的污染程度

电磁辐射（EMF）

有部分科学家相信，我们正在普遍使用及依赖的 Wi-Fi、手机所带来的高频率电磁波形成的电磁辐射（EMF），对人体细胞里的 DNA 有很不健康的影响。吸烟危害健康的说法，也经历了近半世纪才得以用数据证实。同样地，电磁场危害健康、引发癌症的可能性，恐怕也得用上数十年甚至更长的时间才可得出让官方承认的证实数据。可是，在这些官方证实数据出炉前，已有很多人被影响了。

我选择怎样做？

· 家里尽量不安装 Wi-Fi。如有 Wi-Fi，不用时，特别是在晚上睡觉时关掉。
· 不把手提电话放耳边听，尽量使用免提装置或空气管耳筒（Air tube ear phone）。

· 尽量使用固定电话。

· 在家居和工作环境里合情理地使用一些特别设计用来防电磁辐射的产品，这些产品都是由可遮蔽电磁辐射放射性的幼细金属材料制成的，例如：墙身油漆、窗户屏风屏幕、窗帘、床上用被子、手机壳、手袋，甚至衣服帽子等。

在工作间使用能够帮我们释放身体静电（Earthing）的工具，例如：计算机的鼠标垫、放在地上用的脚踏或地毯等等。

赤脚步行也是释放身体静电的方法之一。

· 尽量避免居住在接近电信发射站、电信电波加强器或高压电缆附近。如想知道身处环境的电磁辐射或当你去看楼盘时，可携带一些手提式电磁辐射测量计（EMF Meter）帮忙测定周边的电磁强度。

空气污染的威胁

空气污染种类	来源	怎样自救
汽车排出的废气 （含致癌物质）	马路、城市	· 上街时戴口罩起码能阻隔部分沙尘及废气 · 多到郊外呼吸新鲜空气

空气污染种类	来源	怎样自救
挥发性有机化合物（Volatile Organic Compound, VOC）（可增加患癌的风险）	装修物料、油漆、贴墙纸用的胶水、由碎木渣混合胶水制成的刨花板家具、一些由含有挥发性有机化合物做棉心的梳化坐垫床褥等（以上物品释放的挥发性有机化合物是以年计的。浓度很高时鼻子当然会闻到，但浓度不太高时鼻子未必会很明显地闻到，当然闻不到并不代表没有）	· 装修家居及添置家居用品时尽量要求及坚持采用不含挥发性有机化合物的材料 · 尽量要保持室内空气流通 · 避免租用未采用不含挥发性有机化合物装修材料的新装修房间或铺位 · 不要在充满挥发性有机化合物气味的商店或商场逗留
氡（Radon）：氡是一种放射性气体，由含有铀的地壳岩石在天然衰变过程中所产生。氡无色、无臭、无味，但具放射性。当氡进入呼吸管道时，便会附在肺部气管中，增加患上肺癌的风险。自然界里有土壤有山有石的地方就有氡气，是一般背景辐射的单一最大源头。不过请放心，因为野外是开放空间，氡气并不会累积而危害健康	如果把石头、云石、大理石、水晶石、甚至用这些材料做成的地砖用于室内装修，便有可能制造机会让氡气在室内累积而对人体肺部健康造成威胁 相信这是一些向来都不吸烟、不在厨房干活的人患上肺癌的原因之一	· 室内家居装修和摆设其实是越简单越平实就越好。名贵的云石地板，原来也可以是致癌元凶 · 保持室内空气流通非常重要，可减少室内的氡气累积

正向心态信念、开放的态度

宗教里有提倡修行，但修行并不一定是宗教。修行其实是修正我们的心念，继而影响我们的行为。我们的心念很重要，因为，所有行为源于我们想的。我们能否打开心窗、开放自己、接受新思维并改进自己、能否对自己肯定、能否愿意主动掌握自己的人生、能否找定人生目标继而勇于朝着目标向前行，都在深深地影响着我们未来的遭遇、健康以及自己的人生。这些在整体的健康成分中所占的比重是最大的，比食物还要大。

2009 年诺贝尔生理学奖得主伊丽莎白·布莱克本等人也总结出人要健康有质量地活到百岁，心理平衡占 50%、合理的膳食占 25%、其他占 25%，此乃长寿之道。

健康成分表

以上每一项，其实都是很密切地影响着我们的生活及健康。每一项都不是独立的，而是互相联系影响的。例如，我们的食物就会很自然地改变我们的心念，而心念又会改变我们选择怎样吃。睡觉也很会影响我们的心念，而心念又会影响我们选择怎样睡。

以下的图表大致总结了以上这么多项在整体个人健康中的比重分量。

的确，有些项目例如空气污染或电磁辐射（EMF）的威胁，确是比较难以单凭自己个人的力量去改变些什么，因为这些是社会现代化的代价。虽然是有点无奈，但是除了这些个别项目外，其他的大都是能够凭个人的意愿及个人的能力去控制及做出改善的。所以，要改变的话其实不难，而是在于你想不想。

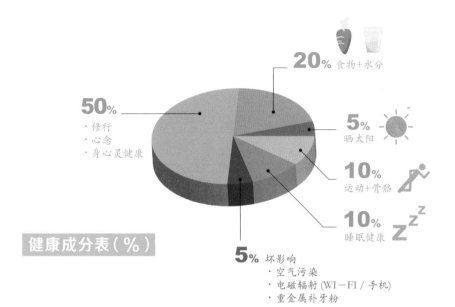

20% 食物+水分

50%
· 修行
· 心念
· 身心灵健康

5% 晒太阳

10% 运动+骨骼

10% 睡眠健康

5% 坏影响
· 空气污染
· 电磁辐射 (WI－FI／手机)
· 重金属补牙粉

健康成分表（％）

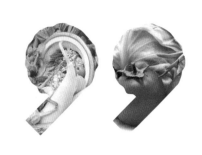

第五章

健康素食方程式
实战后的成功例子

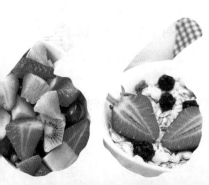

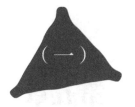

健康素食后令我感到骄傲的转变

我从二十年前开始素食，约十年来只吃全素食及整全食物（只吃糙米、红米等全谷类粗粮，小麦除外），十年前开始加入大比例生食食物。现在回想起来，通过结合这三项饮食大原则（全素食＋食整全食物＋食生），令我有感骄傲的有以下几点：

（1）自从我开始大比例食生后，发觉自己的免疫系统有明显的改善。以前虽然是全素食，但偶然也会患上感冒。食生后，在不知不觉中，一年又一年过去，现在回想起，我最后一次感冒已是八年前的事了。

（2）在不知不觉中，我亦察觉到一些不慎弄到的伤口的愈合速度真的比以前快。因工作关系，我经常洗手，所以对于手上伤口愈合的速度有特别留意。

（3）皮肤有明显改善。以前的前额及后背，长时间长满暗疮，用了很多护肤的办法也无法清除。渐渐地也放弃了治理，只好让暗疮同存。后来，自从开始吃全素食及整全食物后，那年换季的时候，惊觉背后的暗疮竟然已不药而愈了！

（4）曾经严重的痛经已不存在。

（5）十年前一次乳房超声波检查，发现两边乳房都有中度纤维化及为数不少的良性水囊肿。因为知道是良性，所以也没有多加理会。就在出版本书前，安排了另一次乳房超声波检查，惊喜地发现之前所有的良性水囊肿竟然全部消失了，乳房纤维化也减退了！

（6）今天的我，感觉自己体格强健，精力充沛。精神上对事对生活的感受及想法确实比以前正面。

（7）近年黑心食品事故频繁，较早前有毒奶粉，后又有麦当劳误用福喜过期肉，然后又有劣质猪油事件，都牵连甚广，令市民人心惶惶。这些"食物灾难"的共同点都是离不开肉食、动物产品及加工食品。作为一个全素食者，基本上已自然地远离了这些黑心食品的威胁。

自从领会到健康素食方程式（全素食＋食整全食物＋食生）的益处并加以实施后，随着时间的推移，见证了自己身体多方面好的变化，深深体会到这种生活方式正是自己身体所需的，也应该是他人所需要的。身处这个肉食和人工精制食品盛行的世界中，有时我会觉得"众人皆醉我独醒"。当然，别人倒是投以"众人皆醒我独醉"的目光看我。不过，无论是醉是醒，我深信自己已找到一条合适的路，而这条路是一条只有向前的路，因为，我根本看不到走回头路的理由。

十年的光景

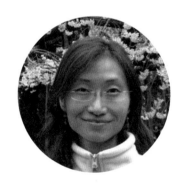

10 年前

左图摄于 2006 年初，那时虽然已是素食，但却还未尝试开始食生。健康一向过得去，但偶然也有伤风感冒，皮肤总是还欠缺些什么的。

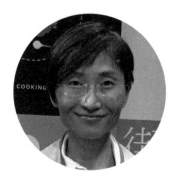

10 年后

左图摄于 2015 年，我仍然是我，人生阅历、行医经验累积多了，这也是理所当然的，但同时却惊愕原来在不知不觉中，我已连续八年没有再患上伤风感冒了。眼镜是换过的，但依然是同一个款式，因为找不到更好更轻的眼镜框！我没有花钱上美容院，也没有花钱买护肤品，因为护肤品的成分是人工化的，就像精制食物一样。

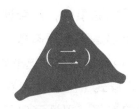

我见证过的健康素食后有改善的病例

▶ Q: 我是否见证过我的病人或朋友因为改善了饮食，实行了健康素食方程式后，本身已有的疾病得到改善、逆转，甚至癌症肿瘤得到控制？

A: 有！

朋友的：
（1）胆固醇、血压正常了，不再需要服药。医生也觉得有点出奇。
（2）糖尿病大大减轻了，看见验血指标好了，在医生同意下停药后，血糖也没有反弹。
（3）困扰了多年的胃气胀消失了！
（4）偶然的胆绞痛得以控制，没有再痛了！
（5）便秘解决了！
（6）痛经、来经"放血"情况改善了！
（7）脸上的暗疮没有了！
（8）不明原因的免疫系统疾病不药而散，关节肿胀退下，皮肤湿疹走了，肌肉发炎没有了。
（9）血小板缺乏症（骨髓不能制造足够的血小板，原因不明）的朋友发觉血小板数量自行回升！
（10）乳腺癌手术把肿瘤切除后，淋巴有癌细胞，但她婉拒了化、电疗，每天高度严格执行健康素食方程式，再加上其他的健康生活习惯，实行多年后，本来先前预计会复发的肿瘤并没有出现。

（11）胰腺炎胆囊炎手术后出现顽固性腹水乳糜（chyle ascites），群
　　　医束手无策，传统营养师的餐单没有太明显的效果。最后得到家
　　　人全力配合，每天高度严格执行健康素食方程式，自己也亲自
　　　见证了"吃不好"时的乳糜腹水分泌及"吃得好"时的有效收
　　　水。经过了大约一个多月的努力，困扰了多月的顽固性腹水乳糜
　　　（chyle ascites）竟然完全被征服了，再也没有了！超重肥胖也
　　　随之消失了！她与她的家人，无一不惊叹改变饮食所能带来的效
　　　果，也很珍惜如今拥有的健康。他们全部都成为了长期全素近乎
　　　全食生者！

（12）晚期癌症，但仍乐观面对，在全家人的支持下认真地实行健康素
　　　食方程式，最后虽然亦离世了，但在生命倒数的阶段却能与家人
　　　轻松地一起度过比预期中长得多的日子。大家都感恩不尽。

后语

　　饮食是否要改变、改变多少、对所做的信心如何、其他生活条件的
配合（见"食物不是唯一"篇），一一都应计算在内。生活是充满选择的，
选择怎样吃、吃什么是其一，没有绝对的对与错。健康素食方程式亦不
是唯一可做的，但它背后确有很多医学数据的支持。

　　改变后的效果，有些可用数据或影像证实，但亦有很多是很个人化
的感觉（例如精神状态、正面情绪、年龄逆转、皮肤质量、疼痛程度等）。
科学和医学就是看重理据和数据，这也是我的成长背景。就算看见了有
些效果，有人还是会质疑这并非改变饮食的独家功劳。没错，健康的转
变是有很多混杂因素的配合。但无论如何，既然眼前有一个潜在的好选
择，我们为何不可舍弃固执，稍稍放松对数据的执着，摒除成见，乐意
尝试实行改变呢？饮食上的改变，对你来说，其实并没有什么损失。假
若看见有效果出现，便大有收获了！

　　希望本书可让大家对健康素食有更多的理解，让更多人能心甘情愿
地开始改变。因为，假如你是被迫地（可能是为了家人的要求）或根本
是在不信任和怀疑的状态下勉强去做，即使再好的方案，其潜在的效果
都是发挥不出来的。

免责声明

本书所述皆为健康素食概念，并不能完全替代执业营养师的营养学建议。

读者如有需要，应找执业营养师帮忙，量身定制饮食菜谱。

本书也绝不能替代医生的医疗知识及对个别疾病的治疗方针。预防及医治疾病，完全有赖于医生及病人两方面的积极配合。病人的配合全在生活里，本书可作指引。

鉴于医学知识日新月异，养生知识无穷无尽，加上笔者个人有限的经验和写作能力，本书谅必存有错漏，将来也必有更新之需。敬请各同业、专家、学者和读者批评赐教。我谨此向你们致以衷心的感谢。

本书获得的收益，会拨作改善动物福利及用于推广健康全素食的事业上。

参考文献

糖尿病

1. http://www.cdc.gov/diabetes/pubs/statsreport14/national-diabetes-report-web.pdf

2. http://www.diabetes-hk.org/home（香港糖尿联会网页）

3. http://www.chp.gov.hk/tc/content/9/25/8802.html（香港卫生处网页）

4. Prev Med 1999; 29: 87-91.

5. Am J ClinNutr. 1999 Sep; 70 (3 Suppl): 532S-538S.

6. Arch Intern Med. 2004;164: 2235-2240.

7. CRC Press. p.70.

8. World journal of gastroenterology: WJG12 (27): 4296-4303.

9. Diabetes August 1986, 35: 866-872.

10. Cousens G. There Is a Cure for Diabetes: The 21-day+Holistic Recovery Program. 2013 revised edition.

11. Cousens G. Simply Raw: Reversing Diabetes in 30 days. Movie, 2008.

12. Home page of Tree of Life Rejuvenation Center: http://treeoflifecenterus.com/

13. Brenda Davis, Vesanto Melina. Becoming Raw (The Essential Guide to Raw Vegan Diets). 2010 edition; Ch3,pp36-37.

14. J Am Diet Assoc. 2008; 108: 1636-45.

15. Diabetes Care, 2006; 29: 17778-83.

16. Diabetes Care, 2005; 28: 1311-15.

17. Rejuvenation Res. 2007; 10: 225-34.

18. Lancet 2004; 363: 1346-1353.

19. Nat Rev Cancer 2008; 8: 915-928.

20. American Journal of Pathology, vol. 169, no. 5, pp. 1505-1522, 2006.

21. Molecular and Cellular Biology, vol. 19, no. 5, pp. 3278-3288, 1999.

22. Endocrine-Related Cancer, vol. 16, no. 4, pp. 1103-1123, 2009.

23. Diabetes Care, vol. 33, no. 7, pp. 1674-1685, 2010.

24. Am J ClinNutr January 1991 vol. 53 no. 1247S-250S.

25. Int J VitamNutr Res Suppl. 1989: 109-13.

26. Becoming Raw, The Essential Guide to Raw Vegan Diets. Cp10; p215-216.

血压高

1. World Health Organization. World Health Day 2013 - Diet, nutrition and hypertension. http://www.emro. who.int/world-health-days/2013/nutrition-hypertension-factsheet-whd-2013.html.

2. Hamblin J. Vegetarians and Their Superior Blood. http://www.theatlantic.com/health/archive/2014/02/ vegetarians-and-their-superior-blood/284036/. Accessed May 27, 2014.

3. American Society for Parenteral and Enteral Nutrition. Jun 2012; 27(3): 392-398.

4. JAMA internal medicine. Apr 2014; 174 (4): 577-587.

5. Med J Aust.Jun 26 1982;1 (13): 543.

6. Annals of nutrition & metabolism. 2012; 60 (4): 233-240.

7. Am J ClinNutr. Sep 2003; 78 (3 Suppl): 544S-551S.

8. Am J ClinNutr. Dec 2013; 98 (6): 1514-1523.

9. Public Health Nutr. Dec 2012; 15 (12): 2287-2294.

10. J Hum Hypertens. Sep 2007; 21 (9): 717–728.

胆固醇

http://www.heart.org/HEARTORG/HealthyLiving/HealthyEating/Nutrition/Trans-Fats_UCM_301120_Article.

　　jsp

脑卒中与心脏病

http://www.strokefund.org/aboutus_part1.php

胃气胀

1.　Epidemiol Rev. 2000; 22 (2): 283–97.

2.　Eur J Cancer Prev. 1998 Dec; 7 (6): 449–54.

3.　Indian J Pharmacol. 2011 Nov–Dec; 43 (6): 624–627.

胃癌

1.　N Engl J Med 1991; 325: 1132–6.

2.　N Engl J Med 1991; 325: 1127–31.

3.　BMJ 1991; 302: 1302–5.

4.　IARC Monogr Eval Carcinog Risks Hum 1994; 61: 177–241.

5.　BMJ. 2014; 348: g3174.

6.　International Journal of Cancer. 1997; 72 (4): 565–73.

7.　Int J Cancer. 2006; 119: 915–919.

8.　Am J Gastroenterol. 2011; 106: 432–442.

9.　Ann Oncol. 2012; 23: 2319–2326.

10. PLoS One. 2013; 8 (8): e70955.

11. World J Gastroenterol. 2006; 12 (27): 4296–4303.

12. World J Gastroenterol. 2009 May 14; 15 (18): 2204–2213.

13. World Journal of Gastroenterology. 2006; 12 (3): 354–62.

14. American Society of Clinical Oncology Educational Sessions. 2002:116–125.

15. Journal of Medical Genetics 2004; 41 (7): 508–17.

胆

The amazing Liver and Gall bladder Flush by Andreas Moritz. Chapter 4.

肝脏的保养

1. J Intern Med. 1993 May; 233 (5): 385–92.

2. Dig Dis Sci. 1982 Dec; 27 (12): 1109–16.

胰脏癌

1. Cancer. 1995 Apr 15; 75 (8): 2069–76.

2. Am J Roentgenol. 2007 Nov; 189 (5): 1044–50.

3. Int J Cancer. 1992; 51: 365–372.

4. Mutat Res. 2002; 506–507: 225–231.

5. Cancer Causes Control. 1993; 4: 477–482.

6. Am J Epidemiol. 2002; 155: 783–792.

7. Am J Epidemiol. 2004; 159: 693–701.

8. Int J Cancer. 2004; 110: 584–588.

9. British Journal of Cancer （2012） 106, 603–607.

便秘

1. Eur J Cancer. 2004 Sep; 40 (14): 2109–15.

2. Aliment Pharmacol Ther. 2014 Jul; 40(1): 83–92. doi: 10.1111/apt.12789. Epub 2014 May 15.

3. Pharmacology 1993; 47 (suppl 1): 224–233.

4. Jpn J ClinOncol. 1995; 25 (5): 195–202.

5. Cancer Res. 1997; 57 (21): 4787–4794.

6. Cancer Detect Prev. 1998; 22 (5): 396–404.

7. Epidemiology 1998; 9 (4): 385–391.

8. Am J Gastroenterol. 2003; 98 (4): 857–864.

9. Br J Cancer. 2004; 90 (7): 1397–1401.

10. Eur J Cancer. 2004; 40 (14): 2109–2115.

11. Am J Epidemiol. 2000; 151 (10): 958–964.

12. American College of Gastroenterology (ACG). ScienceDaily. ScienceDaily, 22 October 2012. <www.sciencedaily.com/releases/2012/10/121022081228.htm>

肠癌

1. Int J Cancer. 2006 Dec 1; 119 (11): 2657–64.

2. Int J Cancer. 2002 Mar 10; 98 (2): 241–56.

3. PLoS One. 2011; 6 (6).

4. Jpn J ClinOncol. 2014 Jul; 44 (7): 641–50. doi: 10.1093/jjco/hyu061. Epub 2014 May 19.

5. JAMA. 2005 Jan 12; 293 (2): 172–82.

乳房

1. Lancet 2004; 363: 1346–1353.

2. Nat Rev Cancer 2008; 8: 915–928.

3. American Journal of Pathology, vol. 169, no. 5, pp. 1505–1522, 2006.

4. Molecular and Cellular Biology, vol. 19, no. 5, pp. 3278–3288, 1999.

5. Endocrine–Related Cancer, vol. 16, no. 4, pp. 1103–1123, 2009.

6. Diabetes Care, vol. 33, no. 7, pp. 1674–1685, 2010.

7. Journal of Clinical Endocrinology and Metabolism 73 (2): 401–7.

8. Science 259 (5095): 631–2.

9. Cancer Research 53 (16): 3736–40.

10. Xenobiotica 36 (2–3): 119–218.

11. Neuroscience 83 (3): 663–8.

12. Diabetes Technol Ther. 2014 May 1; 16 (5): 317-325.

13. J Med Invest. 2005 Aug; 52 (3-4):159-64.

14. J Nutr Food Sci 2012, 2:9.

前列腺癌

1. Journal of the National Cancer Institute, Vol. 94, No. 5, March 6, 2002.

2. Hospital Nutrition (Madrid), 2012: 27 (5): 1542-6.

3. Journal of the Science of Food and Agriculture 2014, 94 (11): 2225-33.

4. Am J Lifestyle Med 2010 Nov (http://www.floridatomatoes.org/wp-content/uploads/2013/01/AMERICAN-JOURNAL-OF-LIFESTYLE-MEDICINE-2010.pdf)

骨质疏松

1. Becoming Raw, The Essential Guide to Raw Vegan Diets. Cp 9.

2. The Essential Diet of New age, Chapter 25.

痛风

N England J Med 2004;350:1093-103.

暗疮

Clinics in Dermatology, Volume 22, Issue 5, September-October 2004, 387-393.

睡眠窒息

http://www.nhlbi.nih.gov/health/health-topics/topics/sleepapnea/atrisk

哮喘、肺癌

Nutrition Journal 2012; 11:84.

其他病症（肿瘤、血癌、痛症、情绪病）

1. Pediatrics in review / American Academy of Pediatrics. Jun 2010, 31 (6): 234–41.

2. 本书第三章 "为何要戒吃面包？"

3. Br J Psychiatry. 2004 May; 184: 404–8.

4. Br J Psychiatry. 2009 Nov; 195 (5): 408–413.

5. Depress Anxiety 2002; 16: 118–20.

素食的脂肪、蛋白、能量从何来？

Becoming Raw, The Essential Guide to Raw Vegan Diets. Cp 7, p130–131.

麸质

Nutr Neurosci 5 (4): 251–61.

如何取舍含有麸质的药丸？

1. Information from "Celiac Disease foundation": http://celiac.org/about-cdf/

2. https://celiac.org/live-gluten-free/glutenfreediet/gluten-medication/

全素食的维生素 B_{12} 来源

1. Brenda Davis, Vesanto Melina. Becoming Raw, The Essential Guide to Raw Vegan Diets. 166–173.

2. The Essentail Diet of New Age（关键饮食），博雅书屋出版 . 178–183.

3. Food and Nutrition Board, Institute of Medicine. Dietary Reference Intakes for Thiamin, Riboflavin,Niacin, Vitamin B6, Folate, Vitamin B12, Pantothenic Acid, Biotin, and Choline. Washington, DC: National Academy Press; 2000.

4. Applied Microbiology and Biotechnology 58 (3): 275–85.

5. The Dietitian's Guide to Vegetarian Diets, Jones & Bartlett Learning, 2011, 181–192.

素食会否贫血

1. Am J ClinNutr 1999; 70 (suppl): 586S-93S.

2. Eur J Haematol. 2002; 69: 275-9.

3. Ann N Y Acad Sci. 1980; 355: 32-44.

4. Ann Rev Nutr 1981; 1: 123-147.

怎样才算是足够的维生素 C？

1. http://www.mayoclinic.org/drugs-supplements/vitamin-c/dosing/hrb-20060322

2. Becoming Raw. Chapter 8. 156-160.

糖尿病的你可多吃水果吗？

1. http://www.health.harvard.edu/healthy-eating/glycemic_index_and_glycemic_load_for_100_foods

2. http://www.diabetes-hk.org

运动员素食

1. Peter Brukner et al: Clinical Sports Medicine (4th edition) 2012, 140-142.

2. Nutrition and Athletic performance. J Am Diet Assoc 2009; 109: 509-27.

重拾健康，食物不是唯一

Earthing: The Most Important Health Discovery Ever? by Clinton Ober, Dr. Stephen Sinatra, and Martin Zucker.

好书推荐

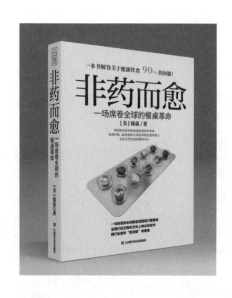

———— 内容简介 ————

最健康的饮食方式究竟是什么？

如何通过健康饮食唤醒自愈力？

是什么饮食方式，让美国前总统克林顿、前副总统戈尔、网球明星大小威廉姆斯重获健康？

作者以前沿科研成果和大量真实案例为依据，用通俗、活泼的语言，将严谨的营养学理论生动地呈现在我们面前，向我们道出了适合现代人的以食"蔬、果、豆、谷"为主的健康饮食（素食）基本原则。

糖尿病、三高病、心血管疾病甚至癌症等各类慢性病患者、亚健康者（包括肥胖）、孕妇、儿童、老人、运动员、环保主义者等各类人群，都能找到适合自己的饮食建议。

针对大众对于健康饮食（素食）的各种常见疑问，本书也给予详细的解答；其后，很接地气地告诉我们如何开启健康饮食之路。

———— 作者简介 ————

徐嘉，美国责任医师协会临床营养学专家，美国约翰·霍普金斯大学医学院生理学博士，北京大学生物物理学学士。

自2014年起，在中国开展健康公益巡讲，足迹遍布全国30多个省，150多座城市；200多个承办单位参与，共举办900余场公益讲座；近20万名听众现场聆听，影响数百万人。

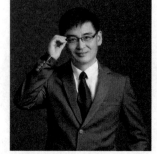

演讲课题：饮食与健康、远离癌症、逆转糖尿病、逆转心脑血管疾病、消化道健康、母婴健康、食品安全、饮食与运动、女性健康、学生饮食、科学瘦身、低碳饮食与可持续发展等。